KLARA HANSTEIN

Hey Panik, komm mal wieder runter!

kailash

KLARA HANSTEIN

Hey **PANIK**, komm mal wieder runter!

21 Wege mit Panikattacken umzugehen – im Akutfall und langfristig

kailash

MIX
Papier | Fördert gute Waldnutzung
FSC® C106855

Penguin Random House Verlagsgruppe FSC® N001967

1. Auflage

Neumarkter Straße 28, 81673 München
produktsicherheit@penguinrandomhouse.de
(Vorstehende Angaben sind zugleich
Pflichtinformationen nach GPSR.)

Lektorat: Diane Zilliges
Umschlag: ki 36 Editorial Design, München, Bettina Stickel
Umschlagmotiv und Illustrationen im Innenteil: Roter Pinselstrich: getty images/R.Tsubin; Schwarzer Pinselstrich: dreamstime/Charon; Tornado: istockphoto/seamartin; Gesichter + Hintergrund: shutterstock (JulieArnhem, FL Wong;) Illustrationen Kästen: istockphoto-1198198361
Satz: Satzwerk Huber, Germering
Druck und Bindung: Print Consult, GmbH, München
Printed in Slovenia
ISBN 978-3-424-63278-1

www.kailash-verlag.de

Für meine Schwester

Inhalt

Wenn Orte zur Bedrohung werden. Bestimmte Situationen rufen die Panik hervor

Dein Kompass durch den Paniktornado – für Klarheit und Sicherheit auf deinem Weg

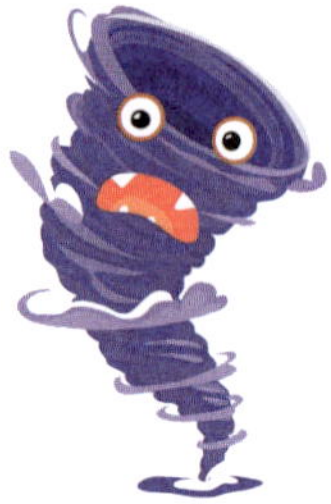

Panikattacken kann man überwinden.

Ja, das sind große Worte. Und nein, das ist kein Heilversprechen. Das darf ich dir als Psychotherapeutin gar nicht geben. Aber ich war selbst genau dort, wo du vielleicht jetzt gerade stehst.

Ich bin Klara, Klinische Psychologin und Psychotherapeutin, und seit vielen Jahren weiß ich, wie es sich anfühlt, wenn Angst und Panik über das ganze Leben bestimmen. Vielleicht hast du auch schon mein erstes Buch *Liebe Angst, halt doch mal die Klappe!* gelesen und weißt, dass ich lange mit einer Angststörung und Panikattacken gelebt habe.

Leider kann man es nicht anders sagen: Es ist die Hölle. Und Panikattacken haben eine besondere Wucht. Wir werden zu Gefangenen im eigenen Körper. Die Gedanken präsentieren uns die schlimmsten Zukunftsszenarien, wie sie Stephen King nicht besser hätte schreiben können. Der Körper schikaniert uns und produziert Symptome, bei denen wir jedes Mal denken: »Jetzt ist es vorbei. Das ist das Ende.«

Unsere Gefühlswelt ist das reinste Chaos und wir pendeln zwischen Verzweiflung, Hoffnungslosigkeit und Todesängsten. Herzrasen, Atemnot und das Gefühl, die Kontrolle zu verlieren – der Paniktornado fegt durch Kopf und Körper. Es fühlt sich an, als wäre man in allergrößter Gefahr, obwohl man, objektiv betrachtet, in völliger Sicherheit ist. Die Symptome sind beängstigend, auch wenn wir vielleicht sogar wissen, dass unser Körper uns nur schützen möchte.

Ich steckte genau da mittendrin und wusste nicht mehr vor und zurück. Ich hatte täglich Angstzustände. Die nächste Panikattacke konnte hinter jeder Ecke auf mich warten. Und das tat sie auch.

Sie überfiel mich aus dem Hinterhalt mit voller Wucht. Ich konnte mich noch so sehr darauf vorbereiten – jedes Mal wieder riss sie mich nieder und machte mich fertig. Ich war innerlich unruhig und ständig angespannt. Mein Nervensystem war im Daueralarm. Ich konnte nicht mehr Auto fahren. Nicht mehr essen gehen. Keine Freunde mehr treffen. Nicht mehr in den Supermarkt. Keine Ärzte mehr aufsuchen. Bis ich irgendwann kaum mehr das Haus verließ. Und dann kamen die Panikattacken auch dort.

Damals habe ich mich von vielen Experten beraten lassen, um der Angstspirale so schnell wie möglich zu entkommen. Es wurde in meiner Familiengeschichte gegraben und auf der rationalen Ebene über meine Gedanken gesprochen. Mir wurde gesagt, wer in meiner Familie schuld an der Problematik sei und dass ich sicherlich einen sehr langen Weg aus der Angst vor mir habe. All das hat mir nicht geholfen.

Denn was mir niemand gezeigt hat, war: wie ich mir selbst helfen kann, wenn die Angst auftaucht. Wie ich mit einer Panikattacke umgehen kann, wenn sie mich überfällt. Wie ich auf der körperlichen Ebene Entspannung in die Situation bringen kann. Wie ich Angstgedanken auf den Prüfstand stellen kann, um nicht ständig auf sie hereinzufallen. Es hat mir niemand gezeigt, wie ich Ruhe in diese ganze Aufregung in meinem Kopf und in meinem Körper bringen kann. Es hat mir niemand gezeigt, wie ich mir selbst Halt geben kann, wenn ich mich völlig verloren und ausgeliefert fühlte.

Ich ging so mit der Panik um, wie es wahrscheinlich viele Betroffene intuitiv machen: Ich kämpfte dagegen an. Ich gegen die Panik. Jedes Mal, wenn ein Anflug von Panik anrauschte, lenkte ich mich hektisch ab, nur um nicht in ihren Tornado hineingerissen zu werden. Jedes Mal, wenn sich ein Angstgedanke anschlich, drückte ich ihn mit aller Gewalt weg, nur um mich nicht mit ihm auseinandersetzen zu müssen. Jedes Mal, wenn mir mein Körper ein komisches Symptom präsentierte, riss ich meine Aufmerksamkeit davon weg, um es ja nicht größer werden zu lassen.

Ich hatte das Ziel, die Angst aus meinem Leben zu vertreiben, und bin fast daran zerbrochen. Weil ein Kampf gegen die Angst zwecklos ist. Und nein, nicht, weil wir Angst und Panik nicht überwinden können. Sondern weil wir einen anderen Umgang mit ihnen finden müssen, als uns gegen sie zu wehren und sie wegzudrängen. Bloß kannte ich diesen Umgang damals noch nicht. Und ich fand mich schon fast damit ab, dass mein Leben wohl für immer ein Mix aus Anspannung, innerer Unruhe, Angstzuständen und Panikattacken sein wird. Keine schöne Vorstellung.

Der Quantensprung vom Weglaufen zum Hinschauen

Vielleicht steckst du gerade mitten in einem solchen Chaos. Dann möchte ich dir Mut machen. Es gibt Methoden, die helfen können. Es gibt Methoden, die an den richtigen Punkten ansetzen, um Angst und Panik beruhigen zu können. Was bei vielen Ansätzen übersehen wird, ist, dass wir unser Nervensystem und unseren Körper mit ins Boot holen müssen, wenn wir Panikattacken überwinden möchten. Darum kommen so viele bei der Angstbewältigung nicht weiter. Ich war lange Zeit eine davon. Doch nachdem ich jahrelang von Angst und Panik »gefangen gehalten« wurde, habe ich Möglichkeiten gefunden, mit denen ich mir selbst helfen konnte. Ich stieß auf Strategien, um eine Panikattacke selbstständig beruhigen zu können.

Vielleicht schaust du gerade ungläubig – das kann ich gut verstehen, ich konnte auch lange nicht glauben, dass es solche Methoden gibt. Doch ich setzte mich damit auseinander, was in meinem Körper und in meinem Nervensystem passiert, wenn die Panik mich in Besitz nahm. Dieses Wissen half mir, endlich zu verstehen, was sich in mir abspielte. Es nahm der Attacke einerseits ihre Macht und andererseits wurde dadurch auch klar, an welchen Punkten ich ansetzen musste, wenn ich die Vorgänge, die zur Panik geführt hatten, rückgängig machen wollte. Ich entlarvte die Gedanken, die zu Panikattacken führten, und konnte frühzeitig gegensteuern, wenn sie sich wieder in meinen Kopf einschlichen. Ich lernte, mein Nervensystem zu entspannen, das während einer solchen Ausnahmesituation in hellster Aufregung war.

Als ich begann, mit diesen Methoden an mir zu arbeiten, waren die Panikattacken nicht sofort verschwunden. Leider nein. Wunderstrategien gibt es bei Panikattacken keine, da möchte ich ganz ehrlich mit dir sein. Zu tief hatten sich die Abläufe über viele Jahre in meinem Kopf und meinem Körper eingegraben, liefen nahezu automatisch ab und ließen sich nicht einfach ein- und ausschalten. Ich arbeitete intensiv an mir, an meinem Nervensystem, an meinem Anspannungslevel im Körper, an den immer selben Gedankenschleifen, die die Angst aufrechterhielten. Tag für Tag. Woche für Woche. Monat für Monat. Ich brachte mir bei, die Vorgänge meines Körpers, meiner Gefühle und meiner Gedanken selbst zu regulieren, wenn die Angst auftauchte. Ich brachte mir bei, selbst von Aufregung in Gelassenheit zu wechseln. Ich brachte mir bei, eine Panikattacke eigenständig zu beruhigen. Ich brachte mir bei, mich wieder sicher zu fühlen. Denn das ist möglich. Unser Nervensystem hat die Fähigkeit dazu. Auch deines.

Und heute?

Ich habe keine Panikattacken mehr. Ich konnte diese schwierige Zeit hinter mir lassen, obwohl ich selbst schon nicht mehr daran geglaubt hatte. Weil ich all dieses Wissen, all die Erkenntnisse und Erfahrungen und all die wirksamen Werkzeuge, die ich in den letzten Jahren gesammelt habe, auch anderen Betroffenen zur Verfügung stellen möchte, gibt es dieses Buch. Und ich wünsche dir, dass es auch dir hilft, den Paniktornado in dir zu entspannen und in deine innere Ruhe zurückzufinden.

Zu diesem Buch

In meinem ersten Buch *Liebe Angst, halt doch mal die Klappe!* ging es um ganz unterschiedliche Facetten von Angst: von grüblerischen Zukunftssorgen über körperliche Symptome bis hin zu intensiven Angstgefühlen. Es ist mein persönliches Standardwerk über Angst und für viele Leserinnen und Leser ein erster wichtiger Anker auf ihrem Weg heraus aus der Angst.

Mein zweites Buch, das du gerade in den Händen hältst, zoomt in eine ganz bestimmte Form der Angst hinein: in die Panikattacke. Denn obwohl ich in meinem ersten Buch Panikattacken auch thematisiert habe, war dort zu wenig Raum, dabei in die Tiefe zu gehen. Und ich bekam immer mehr Nachrichten mit solchen Fragen: »Klara, wie kann ich konkret mit Panikzuständen im Supermarkt umgehen?«, »Was mache ich, wenn mir bei einer Panikattacke das Herz fast aus der Brust hüpft?« oder »Wie reagiere ich in Panikmomenten auf die Vorstellung, dass ich gleich verrückt werde?«. In diesem Buch nehme ich deshalb die Mechanismen, die körperlichen Abläufe, gedanklichen Muster und Hintergründe von Panikattacken genau unter die Lupe und gebe dir konkrete, wirksame Möglichkeiten an die Hand, wie du mit diesen Attacken umgehen und sie nach und nach loswerden kannst.

Wenn du mein erstes Buch gelesen hast, wirst du merken: Dieses Buch geht über meinen bewährten Ansatz zur Angstbewältigung hinaus – du findest hier einen neuen Schwerpunkt und genau darauf abgestimmte, neue Methoden, die gezielt dabei helfen, Panik in konkreten Situationen zu bewältigen, dein Nervensystem zu beruhigen und deine Selbstregulation nachhaltig zu stärken. Ob du das erste Buch kennst oder nicht: Du findest hier alles, was du brauchst, wenn dich Panikattacken belasten. Und vielleicht sogar viel mehr, als du gesucht hast.

Vor dem Hintergrund meiner Ausbildung als Psychotherapeutin und meiner persönlichen Erfahrungen richtet sich dieses Buch an alle, die mit Panikattacken zu tun haben. Viele Betroffene erleben diese als ständige Begleiter, die wiederholt und belastend, oft ohne erkennbaren äußeren Auslöser auftreten. Es gibt aber auch Menschen, die in belastenden Lebensphasen, durch Überforderung oder akuten Stress »in Panik geraten« oder nur ab und zu von der Panik überrollt werden. Panik hat viele Gesichter und unterschiedliche Ausprägungen. Doch sie braucht immer dasselbe: Verständnis, Sicherheit, Strategien.

Ein wichtiger Hinweis: Panikattacken können auch in echten Gefahrenmomenten auftreten – zum Beispiel, wenn Menschen Gewalt erleben oder akut in Gefahr kommen. In solchen Situationen ist die Panik keine Fehlfunktion von Gehirn und Nervensystem, sondern ein unmittelbarer Ausdruck davon, dass dein System dich schützen will. Im Gefahrenmoment geht es vorrangig nicht darum, das Nervensystem zu regulieren – hier geht es zuerst darum, in Sicherheit zu kommen. Erst wenn die akute Bedrohung vorbei ist und du in einem sicheren Umfeld bist, kannst du dich darum kümmern, dein Nervensystem zu unterstützen, wieder in die Ruhe zu finden. Sicherheit kommt immer vor Selbstregulation. Erst wenn du in Sicherheit bist, hat dein Nervensystem überhaupt die Möglichkeit, »herunterzufahren«.

21 typische Ausgangspunkte, 21 neue Wege

Du bekommst in diesem Buch einerseits leicht verständliches Wissen über deinen Körper, dein Nervensystem und die biologischen Abläufe bei Panikattacken. Es ist wichtig, diese Zusammenhänge zu verstehen, weil du so der Angst vor der Angst ihre Macht nehmen kannst und begreifst, wo du bei der Angstbewältigung ansetzen darfst. Andererseits bekommst du eine Vielzahl von Methoden an die Hand, die du direkt anwenden kannst. Diese habe ich in den drei Buchteilen immer bestimmten Empfindungen, Vorstellungen und Situationen als Auslöser zugeordnet. Aber natürlich lässt sich jede Methode auch an anderer Stelle anwenden. Was dir bei einer Panikattacke im Bus hilft, kann dir auch im Supermarkt helfen. Du darfst also alles ausprobieren – und schauen, was für dich am besten passt. Ich finde es wichtig, dass wir effektive Werkzeuge haben, die wir nutzen können, wenn Panik auftaucht. Mit diesen Werkzeugen bist du gut gerüstet, um dir innere Ruhe und Gelassenheit in dein Leben zurückzuholen. Gute Strategien helfen dir, selbstwirksam zu werden und dich den Panikattacken nicht mehr ausgeliefert zu fühlen.

Zu Beginn des Buches befassen wir uns mit bestimmten Symptomen, eigenartigen Körpersignalen und scheinbar unerklärlichen physischen Reaktionen, die wie aus heiterem Himmel auftreten und uns dann so viel Angst machen, dass wir in eine Panikattacke hineinrauschen: rasender Puls, Atemnot, Schwindel, Druck auf der Brust und andere Phänomene. Weil wir diese körperlichen Vorgänge als gefährlich bewerten, schaukelt sich die Angst immer weiter auf. Gemeinsam schauen wir uns daher typische Signale des Körpers genauer an und untersuchen, wie wir sie samt der dabei auftretenden Panik wieder loswerden können.

Als nächstes richten wir unseren Blick auf bestimmte Vorstellungen, die uns in eine Panikattacke hineinziehen können. Jemand erzählt von einer Krankheit, du hast am nächsten Tag einen wichtigen Termin oder weißt, dass du abends allein zu Hause bist, und schon beginnt dein Nervensystem in die Höhe zu schießen und der Paniktornado braut sich zusammen? Dann sind gedankliche Vorstellungen der Auslöser für diese Zustände. Wir gehen Schritt für Schritt durch, wie du wieder Sicherheit in dir selbst finden und das Kopfkino zur Ruhe bringen kannst.

Abschließend möchte ich auf bestimmte Alltagssituationen eingehen, in denen Panikattacken häufig auftreten. Viele Betroffene schildern, dass sie beim Autofahren, im Flugzeug oder im Restaurant von Panikzuständen geplagt werden. Bestimmte Situationen können also auch der Auslöser sein. Wir durchleuchten, warum das so ist, und schauen uns gemeinsam Wege an, wie du dein Leben wieder in die Hand nehmen und mutig auch in solche Situationen gehen kannst.

Du wirst beim Lesen merken, dass sich manche Gedanken oder Formulierungen wiederholen. Damit möchte ich dich nicht langweilen, ich habe mich ganz bewusst dafür entschieden. Manche Gedanken verdienen es einfach, mehrfach gehört zu werden. Gerade wenn wir mit Panikattacken zu kämpfen haben, brauchen wir Wiederholung. In der Zeit meiner schlimmen Panikattacken musste ich viele Dinge wieder und immer wieder hören, bis sie sich tief verankert haben. Die Wiederholungen im Buch dienen dazu, dass sich das, was wir verstehen wollen, auch wirklich setzen darf – im Kopf, im Körper, im Herzen.

Wir erarbeiten hier gemeinsam viele neue Wege, mit denen du deine volle Handlungsfähigkeit zurückgewinnen kannst. In jedem Kapitel findest du nicht nur fachliches Wissen, sondern auch Reflexionsfragen, kleine Gedankenimpulse, Mutmacher und kreative Ideen, die du direkt umsetzen kannst. In diesem Buch steckt alles, was mir geholfen hat, Panikattacken hinter mir zu lassen. Da die Strategien und das Wissen, die ich hier vermittle, aufeinander aufbauen, würde ich dir empfehlen, das Buch für einen ersten Durchgang einmal von vorn bis hinten durchzulesen, bis du dich nochmals einzelnen Kapiteln zuwendest, die für dich persönlich besonders relevant sind.

Ich wünsche mir, dass dir alles, was du hier liest, helfen wird, die ersten wesentlichen Schritte heraus aus der Panik und hinein in dein neues Leben zu setzen.

Also, legen wir los!
Wir schaffen das.

Deine Klara

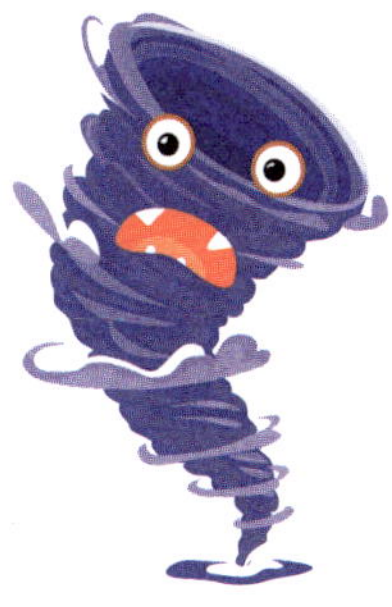

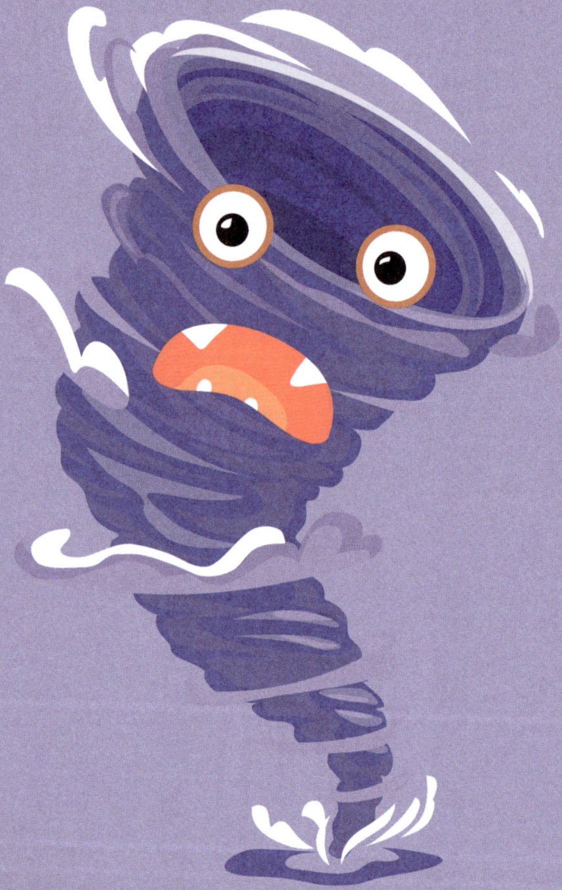

Wenn das Nervensystem Alarm schlägt. Bestimmte Empfindungen rufen die Panik hervor

Ein Zwicken, beschleunigter Herzschlag, ein Ziehen, ein Schweißausbruch. Und plötzlich ist sie da – die Panik. Der Kopf schlägt Alarm und der Körper reagiert mit noch intensiveren Zeichen. In diesem Kapitel erfährst du, wie du Ruhe in deinen Körper bringen kannst und warum das auch deinem Kopf hilft, zu entspannen.

EINLEITUNG: Die Angstzentrale macht Radau

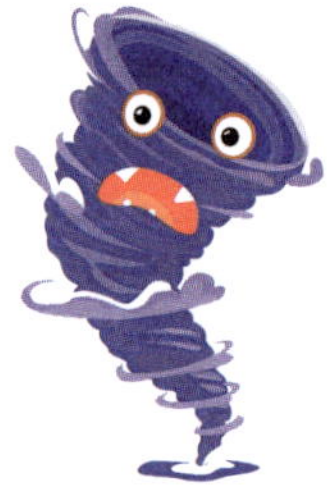

Nachdem sich eine Panikattacke wieder gelegt hat, bleiben viele Betroffene ratlos zurück. Erschöpft, müde, voller Unverständnis – und zutiefst verunsichert. Der Schock sitzt meistens noch tief in den Knochen. Die Todesangst lässt gerade mal ein Stückchen nach. »Was hat mein Körper da wieder fabriziert?!?«, fragen sich die Menschen schockiert.

Der Paniktornado ist einmal quer durch den ganzen Körper gefegt, hat die stärksten Ängste ausgelöst, die man je hatte, und alles mitgerissen, was ihm in die Quere kam. Was bleibt, ist eine wahnsinnige Angst davor, dass so eine Attacke wiederkommt. Diese Angst nistet sich immer tiefer ein und begleitet uns bald Tag um Tag, Stunde um Stunde, Minute um Minute. Kein Mensch möchte solche Gefühle und Zustände haben. Und niemand, der das nicht selbst erlebt hat, kann nachvollziehen, wie grauenvoll diese Momente sind.

Genau darum geht es in diesem Kapitel: Wir wollen verstehen, was bei einer Panikattacke genau passiert – auf physischer Ebene, im Nervensystem, im Gehirn. Denn Panik ist nichts Geheimnisvolles, das auf mysteriöse Art und Weise in unser Leben kommt. Es ist ein biologischer und sehr wichtiger Vorgang unseres Körpers. Nur leider erfolgt er zur falschen Zeit.

Was passiert da eigentlich im Körper?

Angst ist ein uraltes Warnsystem unseres Körpers, das uns auf Gefahren hinweisen soll, um unser Überleben zu sichern. Es macht uns blitzschnell darauf aufmerksam, dass wir vielleicht unser Leben verteidigen müssen. Sofort. Mit aller Kraft.

In unserem Gehirn befindet sich ein kleines Areal namens Amygdala, das ist die Angstzentrale. Es ist der Bereich, der innerhalb von Millisekunden bewertet, ob etwas für uns gefährlich ist oder nicht. Unsere Amygdala scannt ständig unsere Umgebung und unseren Körper ab und wenn sie etwas als bedrohlich einstuft, leitet sie sofort alle notwendigen Maßnahmen ein, um unser Überleben zu sichern. Sie bereitet uns blitzschnell darauf vor, dass wir kämpfen oder flüchten könnten. Oder wir erstarren, wenn Kampf oder Flucht ausweglos erscheint oder tatsächlich nicht möglich ist. Du hast bestimmt schon mal von den Reaktionen Fight, Flight, Freeze gehört. Das sind genau diese drei Überlebensstrategien, die unser Nervensystem auslöst.

Bei Gefahr wird also eine Notfallreaktion in Gang gesetzt, die unser Überleben garantieren soll. Alles muss schnell gehen. Es werden Unmengen an Adrenalin produziert, um genügend Energie im Körper bereitzustellen. Unsere Atmung wird schneller, damit die Muskeln mit ausreichend Sauerstoff versorgt sind und wir schnell weglaufen oder effektiv kämpfen können. Das Herz schlägt intensiver, damit das Blut in Armen und Beinen besser zirkuliert. Wir beginnen zu schwitzen, damit unser aktiver gewordener Körper durch das verdunstende Wasser auf der Haut heruntergekühlt wird. Die Aufmerksamkeit liegt nur mehr auf der (realen oder vermeintlichen) Gefahrenquelle, denn diese gilt es auszuschalten. Wir können uns jetzt auf nichts anderes konzentrieren.

All das sind Reaktionen, die du nicht willentlich steuerst. Dein vegetatives Nervensystem kümmert sich automatisch darum, alle Ressourcen deines Körpers zu aktivieren, um dich bestmöglich zu unterstützen und zu schützen.

Die gesamte Angstreaktion ist ein lebenswichtiger Mechanismus – wenn du wirklich in Gefahr bist. Wenn dir also jemand etwas Böses antun will, wenn dir jemand die Geldbörse klaut, wenn im Wald ein Bär auf dich zuläuft, dann ist dieser Ablauf sinnvoll und wichtig. Die Angstzentrale in deinem Kopf bewertet die Situation als Gefahr. Sie informiert blitzschnell das Nervensystem, dass es hier dringend etwas zu tun gibt. Daraufhin werden all die

Vorgänge eingeleitet, die du zur Verteidigung oder zum Weglaufen brauchst.

Wenn die Gefahr gebannt ist und du wieder in Sicherheit bist, beruhigt sich dein Nervensystem von selbst. Die Atmung wird automatisch wieder ruhiger, der Puls normalisiert sich, die Körpertemperatur fällt auf ihren Normalzustand zurück, der Aufmerksamkeitsfokus weitet sich, das Adrenalin im Körper wird abgebaut. Ganz schön clever. In einer wirklichen Gefahrensituation würden wir niemals hinterfragen, warum uns das Herz gerade bis zum Hals schlägt oder unser Shirt klatschnass an unserem Körper klebt. Die Reaktionen wären völlig logisch für uns und würden uns keine Angst machen. Sie dienen unserem Überleben. Außerdem ist uns völlig bewusst, dass sich alles in uns wieder beruhigt, wenn die Gefahr vorbei ist.

Ganz anders bei einer Panikattacke

Die körperlichen Reaktionen sind bei einer Panikattacke fast dieselben wie bei echter Gefahr. Es gibt nur einen Unterschied: Wir können beim besten Willen keine tatsächliche Bedrohung im Außen finden.

Weil es keine gibt.

Kein Taschendieb, gegen den wir uns wehren müssten. Kein Bär im Wald, vor dem wir davonlaufen sollten. Kein Einbrecher, den wir in die Flucht schlagen müssten. Keine dunkle Gestalt auf dem Nachhauseweg. Bei einer Panikattacke ist keine reale Gefahr im Umfeld erkennbar.

Was aber macht unser Gehirn, das immer nach logischen Erklärungen sucht, wenn es im Außen keine Bedrohung findet, wir körperlich aber Anzeichen für Gefahr bemerken? Es sucht nach Ursachen im Inneren. Und das ist der Punkt, an dem wir in den Panikkreislauf einsteigen.

Der Panikkreislauf

Also: Der Körper produziert bestimmte Reaktionen, weil die Angstzentrale das Ruder übernommen hat. Deine innere Alarmanlage war wieder einmal etwas zu übermotiviert. Sie schlägt Alarm, obwohl keine reale Gefahr besteht – im Supermarkt, im Auto oder im Restaurant. Warum das neuronale Angstzentrum so hyperaktiv vorgeht, werden wir im Laufe des Buches immer besser verstehen. Jetzt kommt erst einmal der entscheidende Punkt: Wir bewerten diese körperlichen Vorgänge voller Panik und denken: »Das muss ein Herzinfarkt sein! Das muss eine lebensbedrohliche Krankheit sein! Das ist sicher ein Schlaganfall! Ich verliere die Kontrolle! Ich werde verrückt! Was auch immer es ist, es ist das Schlimmste, das mir je widerfahren ist!« Während wir die körperlichen Reaktionen bei echter Gefahr sinnvoll einordnen können, interpretieren wir bei einer Panikattacke genau diese Vorgänge als Gefahr. Es macht uns Angst, dass da physische Angstreaktionen sind, weil wir doch im Außen gar keine Gefahr erkennen. Also denken wir, sie muss von innen kommen. Aus unserem Körper.

Panikattacken fühlen sich für viele nicht wie eine Angstreaktion an, sondern eher wie eine lebensbedrohliche gesundheitliche Krise. Parallel zu den körperlichen Erscheinungen bäumen sich die Emotionen auf und überrollen uns tornadoartig. Wir fühlen uns völlig ausgeliefert. Viele Betroffene stehen Todesängste aus. Und das ist ja auch logisch: Wer würde schon seelenruhig bleiben, wenn er denkt, dass sein letztes Stündchen geschlagen hat?

Wir bewerten also die Körperreaktionen, die unser Nervensystem eigentlich zu unserem Schutz auslöst, als Lebensgefahr. Durch diese Bewertung der (biologisch eigentlich völlig unbedenklichen) Vorgänge schaukeln sich diese weiter auf, verstärken sich und wir bleiben im Panikkreislauf stecken, der sich durch die Gedanken und Gefühle immer wieder selbst anheizt. Ein Teufelskreis, der Betroffene immer wieder in ihrer Annahme bestätigt, dass sie an etwas Schrecklichem leiden, das sie wahrscheinlich nicht überleben. Dabei sind es »nur« Panikattacken – eine Überreaktion des Nervensystems.

Definieren wir genau, wovon wir hier sprechen

Was ist eine Panikattacke genau? Bei einer Panikattacke erleben Betroffene ein Maximum an Angst und Aufregung, das sich auf der Körperebene, in den Gedanken und in der Gefühlswelt zeigt und durch diese zugleich weiter angefeuert wird. Die Symptome können von Person zu Person variieren, jedoch treten häufig Schmerzen oder Druck in der Brust, Herzklopfen oder Herzrasen, Atemnot, Schwindel, Entfremdungsgefühle (Depersonalisation, Derealisation), Hitzewallungen, Übelkeit, Durchfall, Schüttelfrost und/oder Kribbelgefühle oder Taubheitsgefühle in bestimmten Körperregionen auf. Da viele der Symptome lebenswichtige Organe betreffen, befürchten wir, dass wir schwerwiegende gesundheitliche Probleme haben, an denen wir sterben könnten. Wir haben große Angst, dass wir die Kontrolle über uns verlieren oder verrückt werden könnten.

Die Symptome treten meist plötzlich und unerwartet auf und dauern üblicherweise nicht länger als 30 Minuten. Eine Attacke erreicht oft nach wenigen Minuten ihren Höhepunkt und vergeht von allein, weil das Adrenalin im Körper rasch wieder abgebaut wird. In Ausnahmefällen dauert eine Panikattacke länger. Betroffene berichten dann, dass die Symptome zwar nicht mehr so stark sind, aber sie noch immer sehr aufgeregt und aufgewühlt sind. Hier spricht man dann eher von einer Angstepisode.

Panikattacken verursachen zwar starke Symptome, sind an sich aber ungefährlich. Natürlich sollte die Symptomatik gut ärztlich abgeklärt werden, um körperliche Ursachen auszuschließen.

Und wann sprechen wir von einer Panikstörung? Dies ist eine Angsterkrankung und wird dann diagnostiziert, wenn Panikattacken wiederholt über einen gewissen Zeitraum immer wieder auftreten. Eine gelegentliche Panikattacke ist also noch keine Panikstörung. Bei dieser haben Betroffene ständig Angst vor einer weiteren Attacke, leiden unter der Angst vor der Angst und meiden immer mehr Situationen, die eine Attacke auslösen könnten. Dies geht manchmal so weit, dass sie kaum mehr das Haus verlassen.

Raus aus dem Schlamassel

Eine häufige Folge von Panikattacken ist, dass der Körper zum Feind wird und wir ihn ständig argwöhnisch beobachten. Wir hören immer mehr in uns hinein und beim kleinsten komischen Zwicken hier oder unerklärbaren Zwacken dort, wenn das Herz etwas schneller schlägt, wenn der Atem etwas stockt, steigen wir in den Panikkreislauf ein. Wir fühlen uns ausgeliefert, machtlos und wissen nicht, wie wir aus dem Schlamassel herauskommen sollen.

Doch es gibt Wege heraus und wir schauen sie uns in diesem Buch an. Ich möchte dabei nicht so viel Gewicht auf die Ursachen von Ängsten und Panik legen, sondern dich vor allem ermutigen und mit praktischen Anregungen dabei unterstützen, Panikattacken Schritt für Schritt hinter dir zu lassen.

In diesem ersten Kapitel werfen wir einen genauen Blick auf die unerklärlichen Körperreaktionen, die uns Angst machen, und finden Erklärungen für sie. Wir sehen uns an, warum der Darm bei vielen immer dann rebelliert, wenn die Panik auftritt. Wir analysieren, warum das Herz manchmal so schnell schlägt und uns Angst macht, wenn die innere Unruhe im Anmarsch ist. Wir nehmen uns das Thema Schwindel vor und durchleuchten auch hier Zusammenhänge zu Panikattacken. Du wirst aber nicht nur erfahren, was es mit den typischen Symptomen bei Panikattacken auf sich hat, sondern eben vor allem auch, wie du mit ihnen umgehen kannst.

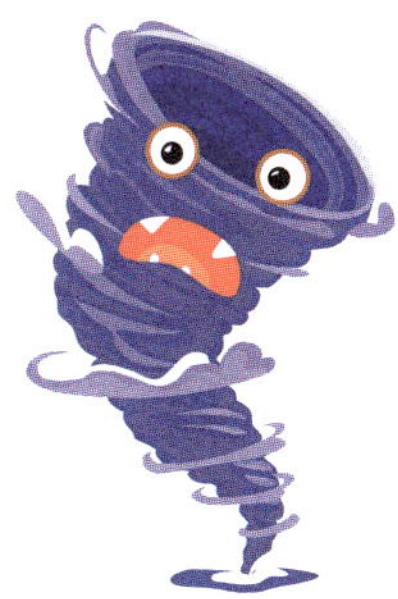

#1

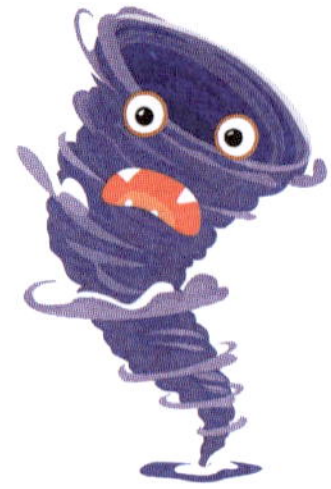

»Es zerreißt mich fast vor Anspannung!«

Menschen, die unter Panikattacken leiden, berichten oft, dass sie ständig »unter Strom« stehen. Sie sind angespannt, die Muskeln sind verspannt und sie kennen kaum noch das Gefühl, alles loszulassen und so richtig zu relaxen. Zugleich sehnen sie sich aber genau danach.

Manchmal sagen sie: »Es zerreißt mich fast vor lauter Anspannung.« Oder: »In mir brodelt ein Vulkan.« Oder: »Der Tornado kann jederzeit wieder losfegen.« Ständig warten sie darauf, dass die Panik erneut losgeht. Dauernd hören sie in sich hinein, was der Körper nun für komische Sachen macht. Sie liegen auf der Lauer und versuchen, den Körper, die Gedanken, Gefühle und Situationen einzuschätzen und zu kontrollieren. Genau deswegen haben diese Menschen aber diese hohe körperliche Grundanspannung – und dadurch ist der Sprung in die Panikattacke nicht weit, denn dabei ist die Anspannung im Maximum angekommen.

Für die Bewältigung von Panikattacken ist es wichtig, das allgemein hohe Anspannungsniveau des Körpers zu senken. Wenn wir insgesamt körperlich entspannter sind, hat die Panik deutlich weniger Chancen, sich in uns breit zu machen. Bei dieser Entspannung kann uns das Nervensystem helfen. Denn es ist einerseits dazu da, Vorgänge in uns hochzufahren, zum Beispiel wenn wir in Gefahr sind. Aber es kann uns auch dabei unterstützen, diese Vorgänge wieder herunterzuregulieren und uns in die Ruhe zurückzubringen. Um das besser zu verstehen, schauen wir uns das vegetative Nervensystem genauer an.

Eine Ampel in deinem Nervensystem

Stell dir vor, dein Nervensystem könnte zwischen drei Bereichen hin- und herwechseln: dem grünen, dem orangen und dem roten Bereich. Du kannst dir das wie eine Skala vorstellen. Im grünen Bereich bist du völlig entspannt, locker, komplett gelassen und in deiner Ruhe. Du fühlst dich wohl. In diesen Phasen regeneriert dein Körper, du tankst neue Energie, fühlst dich ausgeglichen und innerlich ruhig. Du empfindest Sicherheit und Geborgenheit und fühlst dich dem Leben gewachsen. Du spürst diese Entspannung im Körper, aber auch im Kopf. Wenn du dich im grünen Bereich befindest, schlägt dein Herz ruhig und gleichmäßig, deine Atmung fließt widerstandslos und deine Muskeln fühlen sich locker und flexibel an. Das ist der Ruhemodus. In diesem Bereich fühlen sich die meisten Menschen wohl, sie sind zuversichtlich, können die Dinge auf sich zukommen lassen und vertrauen sich und dem Leben. Die Herausforderungen des Alltags scheinen gut bewältigbar.

Wenn es für dich »etwas zu tun« gibt, wird dein Nervensystem aktiver und wechselt in den orangen Bereich: wenn du Aufgaben in deinem Job erledigst, wenn du dich bei einer nebeligen Autofahrt konzentrieren musst, wenn du fokussiert und im positiven Sinn leicht angespannt bist. Diese gesunde Spannung braucht es ja auch, damit du voll bei der Sache bist und Dinge erfolgreich und ausdauernd erledigen kannst. Dein Herz wird in solchen Situationen etwas schneller schlagen, die Durchblutung deiner Muskeln wird sich leicht erhöhen und deine Aufmerksamkeit wird enger auf die Sache gelenkt sein, um die du dich jetzt kümmerst. Dein Blutdruck geht etwas in die Höhe und du bist wachsam und kannst dich gut konzentrieren. Auch in diesem Bereich können wir uns wohlfühlen, wenn wir etwas anpacken und die Kraft haben, loszulegen.

Je weiter du im orangen Bereich nach oben kletterst, umso mehr wird aus angenehmer erhöhter Aufmerksamkeit eine unangenehmere Anspannung. Diese kippt dann leicht in den roten Bereich. Dieser rote Bereich ist das andere Ende der Skala, wo das Nervensystem hoch aktiviert ist. Dort bist du, wenn du dich außerordentlich gestresst fühlst und das Nervensystem außer Rand und Band gerät. Je weiter du im roten Bereich nach oben kommst, umso überforderter fühlst du dich, hast starke Angst oder erlebst irgendwann eine Panikattacke.

Dies zeigt sich auch in deinem Körper: Dein Herz wird rasen, deine Atmung wird sehr schnell werden und dein Blutdruck steigt. In diesem Bereich fühlen wir uns nicht mehr wohl. Es fällt uns schwer, klar zu denken, wir finden keine Lösungen mehr, die Gefühle überrollen uns und wir haben den Eindruck, die Situation nicht mehr unter Kontrolle zu haben. Wir fühlen uns ausgeliefert und machtlos. Und noch einmal gesagt: Wenn du wirklich in Gefahr bist, ist diese starke Aktivierung deines Körpers wichtig. Sie ist ein Schutzmechanismus. In einer realen Gefahr brauchst du all das Adrenalin und all die Energie, um dich irgendwie in Sicherheit bringen zu können. Bei Panikattacken reagieren Körper und Kopf so, als ob da eine lebensbedrohliche Gefahr wäre. Es ist aber keine da. Es ist ein Fehlalarm.

Wenn du schon länger unter Panikattacken leidest, kennst du den orangen und den roten Bereich wahrscheinlich ziemlich gut. Vielleicht schwankst du zwischen einer inneren Unruhe im orangen und Panik im roten Bereich. Der grüne Bereich steht vermutlich schon länger nicht mehr auf deiner Tagesordnung und Entspannung oder Gelassenheit sind Fremdwörter für dich geworden. Genau dort aber setzen wir an: Wenn wir Panikattacken bewältigen möchten, dürfen wir unserem Nervensystem wieder zeigen, wie sich grün anfühlt. Wir dürfen es in seine Balance zurückbringen. Wir dürfen ihm beibringen, sich wieder sicher zu fühlen. All das kann man lernen.

Das Nervensystem in Balance

Wenn dein Nervensystem prinzipiell in Balance ist, dann kann es ganz geschmeidig zwischen dem grünen und dem orangen Bereich hin- und herwechseln, je nachdem, ob gerade Entspannung oder

Aufmerksamkeit gefragt ist. Welche Anforderungen auch immer an uns herankommen, das Nervensystem stellt die körperlichen Parameter darauf ein: Energielevel, Atmung, Muskelspannung und so weiter. Dein Nervensystem kümmert sich völlig selbstständig um diese Anpassungen. Es verarbeitet die Reize aus deinem Gehirn, deinem Körper und deiner Umgebung und reagiert automatisch darauf.

Ein ausgeglichenes Nervensystem nennt man auch ein reguliertes Nervensystem. Mit einem solchen schaffst du es leicht, dass du dich entspannst, zur Ruhe kommst und immer neu in den grünen Bereich wechselst. Wenn du Aufmerksamkeit und Konzentration brauchst, dann gehst du in den orangen Bereich und hast somit genügend Energie und Fokus für die Dinge, die anstehen. Je weiter du im orangen Bereich nach oben kletterst, umso mehr wird aus angenehmer Wachsamkeit aber Anspannung, bis du den roten Bereich erreichst. Das kann auch mit einem regulierten Nervensystem gelegentlich passieren, jedoch nicht häufig, weil du frühzeitig gegenregulieren und Druck herausnehmen kannst. Dein Nervensystem kann sich immer wieder ausgleichen und selbst in die Balance zurückkommen.

Das Nervensystem außer Balance

Ein dysreguliertes Nervensystem schafft es nicht so leicht, den roten Bereich zu meiden, und hat auch Schwierigkeiten, von dort wieder zu Orange oder Grün zu kommen. Das kann viele Gründe haben: Wenn wir etwas Traumatisierendes erleben, wenn wir über lange Zeit viel Stress haben, wenn wir schlimme Kindheitserfahrungen hinter uns haben, wenn wir uns dauerhaft von etwas überfordert fühlen, wenn wir schon sehr lange an Angst und Panik leiden, in all solchen Fällen kann unser Nervensystem außer Balance geraten. Es verliert dann seine Flexibilität. Phasen im grünen Bereich werden seltener. Oft wissen die Betroffenen gar nicht mehr, wie sich Entspannung wirklich anfühlt. Meist befinden sie sich im orangen Bereich und warten angespannt darauf, wann die nächste Angstwelle anrollt und das Nervensystem, oft ohne erkennbaren Grund, in den roten Bereich hüpft, alle möglichen körperlichen Reaktionen produziert und die Gefühle unkontrollierbare Purzelbäume schlagen lässt. Panikattacken tauchen dann gern wie aus dem Nichts auf (du wirst später noch erfahren, warum sie eigentlich nicht aus dem »Nichts« kommen). Das Nervensystem schießt einfach über. Meist hat dies aber eine lange Vorgeschichte, in der es seine Flexibilität verloren hat.

Haben wir ein dysreguliertes Nervensystem, ist oft nicht vorhersehbar, wann es wie reagiert und warum. Logischerweise verunsichert uns das und die hohe Grundanspannung bleibt, weil wir uns nie darauf verlassen können, was unser Nervensystem anstellt und welche Körperreaktionen uns erwarten. Wenn man sich den grünen, orangen und roten Bereich wie eine Skala vorstellt, wird klar, dass Menschen, die sich viel im orangen Bereich aufhalten, viel leichter in den roten Bereich geraten können und die nächste Panikattacke letztlich schon vorprogrammiert ist.

Das Verständnis für mein Nervensystem war ein entscheidender Wendepunkt auf meinem Weg heraus aus den Panikattacken. Endlich ergaben all diese so lange unerklärlichen und furchteinflößenden Reaktionen einen Sinn. Ich begann zu begreifen: Mein Nervensystem ist nicht gegen mich, es ist für mich. Es will mich beschützen – auch wenn es manchmal völlig über das Ziel hinausschießt. Dieses neue Verständnis hat mir geholfen, einen liebevolleren Blick auf mich selbst zu werfen und daraufhin an den richtigen Stellen anzusetzen. Nicht gegen mich zu kämpfen, sondern mit meinem Nervensystem und letztlich mit mir zu arbeiten. Mein Nervensystem war nicht mein Feind – sondern eher wie ein übervorsichtiger Wachhund, der ständig anschlägt, obwohl gar kein Einbrecher da ist. Laut, nervös, alarmiert – aber mit der besten Absicht. Und je mehr ich verstanden habe, dass dieser Alarm im Sinne meines Schutzes geschieht, desto mehr konnte ich dem Wachhund beibringen: Alles gut, du darfst dich wieder hinlegen. Ich übernehme jetzt.

Wieder in Balance kommen

Wir können lernen, unser Nervensystem aktiv herunterzufahren und die so wichtige Entspannung herbeizuführen. Wir können Schritt für Schritt Einfluss auf unser Nervensystem nehmen, es regulieren, es beruhigen und ihm wieder beibringen, wie sich Sicherheit anfühlt. Denn das ist etwas, das so vielen Menschen, die schon lange unter Panikattacken leiden, verloren gegangen ist: das Gefühl von Sicherheit. Sich sicher mit sich selbst fühlen, sich sicher in bestimmten Situationen fühlen, sich sicher in der Welt fühlen.

Wenn wir uns selbst wieder in die Sicherheit zurückbringen, signalisieren wir der Angstzentrale im Kopf, dass sie ihren Alarmknopf ausschalten kann, und das sorgt dafür, dass die körperlichen Reaktionen rückgängig gemacht werden. Wir sagen unserem Wachhund, dass alles okay ist. So steigen wir aus dem Panikkreislauf aus. Der Kopf beruhigt sich. Die Gefühle beruhigen sich. Und genau das ist unser Ziel. Es geht darum, dass du Methoden an der Hand hast, um dein Nervensystem in einer Akutsituation zu beruhigen, es aber auch dauerhaft leicht wieder in einen regulierten Zustand zu bringen. Unser vorrangiges Ziel ist also nicht, dass du von jetzt auf gleich nie wieder Angst hast. Ehrlicherweise geht das auch nicht. Unser Ziel ist, dass du ein flexibles, reguliertes Nervensystem hast, das auf verschiedene Anforderungen reagieren kann. Und das keine Panik mehr auslöst.

Um Panikattacken den Garaus zu machen, ist es unbedingt wichtig, dass wir Selbstregulation erlernen. Es bedeutet, dass wir Einfluss auf unsere Gedanken, Gefühle und unseren Körper nehmen und diese ganz entspannt lenken und steuern können. Dass wir sie regulieren können. Die Selbstregulation hilft uns dabei, von der Machtlosigkeit in die Selbstwirksamkeit zu kommen. Denn auch das fehlt vielen Menschen, die sich den übermächtigen Gefühlen bei Panikattacken ausgeliefert fühlen und deswegen im Panikkreislauf festhängen: Selbstwirksamkeit. Selbst wirksam werden. Einfluss nehmen. Selbst etwas verändern. Und genau das wirst du wieder können. Du kannst deine inneren Zustände verändern. Du kannst deine Gedanken beeinflussen. Und du kannst lernen, den Paniktornado vorüberziehen zu lassen und in deine innere Ruhe und Klarheit zurückzufinden.

Wie gut kennst du dein Nervensystem?

Jede Veränderung beginnt mit einer Reflexion. Mit dem Bemerken dessen, was genau bei dir abläuft. Daher möchte ich dir einige Fragen stellen:

Weißt du, wie es sich anfühlt, wenn du im grünen, orangen oder roten Bereich bist? Rufe dir aus den letzten Tagen einmal in Erinnerung, welche Momente im grünen Bereich du erlebt hast. Gab es Momente tiefer Entspannung, Ausgeglichenheit und innerer Ruhe und wie haben sich dein Kopf und dein Körper in diesem Zustand angefühlt? Spüre gern ein bisschen in dieses Gefühl hinein, um es in dir zu verankern.

Wenn du den grünen Bereich schon länger nicht mehr gespürt hast, dann rufe in dir eine Erinnerung aus deiner Vergangenheit wach, einen Moment, in dem du dich sicher und geborgen gefühlt hast. Spüre da hinein.

Überlege dir nun, wann du »orange Momente« erlebst. Das sind die Momente, in denen du aktiv oder fokussiert bist. Wie fühlen sich dein Kopf und dein Körper dann an? Was verändert sich in deinem Körper, wenn du von Grün zu Orange wechselst?

Und nun prüfe, ob es auch rote Momente gab und was dein Kopf und dein Körper in diesen Phasen gemacht haben. Spür hier nur so weit hinein, wie es sich für dich okay anfühlt. Überfordere dich und dein Nervensystem nicht. Spür ein bisschen hin, wenn das für dich möglich ist, und dann steige wieder heraus. Wenn du gar nicht hinspüren magst, ist das völlig in Ordnung. Deine Gefühle – deine Entscheidung.

Es kann uns enorm Angst machen, uns mit dem roten Bereich auseinanderzusetzen, weil uns dieser oft so machtvoll überrollt, dass wir das Gefühl bekommen, unser Innenleben, unsere Gefühle und unseren Körper gar nicht mehr unter Kontrolle zu haben. Du wirst später im Buch Methoden kennenlernen, wie du dich dem roten Bereich ganz sanft nähern kannst. Stress dich also nicht, wenn du es dir jetzt noch nicht zutraust. Wir haben keine Eile. Es ist so wichtig, das eigene Nervensystem kennenzulernen und zu wissen, wann es wie reagiert. Das kann uns helfen, die Angstabläufe besser zu verstehen und in Ruhe gegenzusteuern.

Dein Nervensystem kann ein wichtiger Unterstützer für dich werden, wenn du einen neuen Umgang mit Panikattacken finden und sie schlussendlich hinter dir lassen möchtest. Es wird immer wieder darum gehen, dein Nervensystem, das, aus welchem Grund auch immer, in den roten Bereich gehüpft ist, sanft zu beruhigen, zu regulieren und in den grünen Bereich zurückzuholen. Schauen wir uns also an, wie das gelingen kann?

Von Rot zu Grün, immer wieder neu

Der größte Fehler, den Menschen bei der Bewältigung von Panikattacken machen, ist, dass sie zu ihrer Panik in den Boxring steigen und beginnen, mit ihr zu kämpfen. Auch mir ging das lange Zeit so. Wir möchten sie bezwingen, wir möchten sie unterdrücken und aus unserem Sichtfeld verbannen. Wir kämpfen mit den angsteinflößenden Gedanken und wehren uns gegen die körperlichen Reaktionen, die sie auslösen. Wir stemmen uns gegen überwältigende Gefühle, die uns mitreißen wie ein Tornado. Oft versuchen wir auch, vor der Panik zu fliehen, doch sie ist schneller als wir. In unserer Abwehrhaltung versagen unsere Strategien und wir werden nur panischer und verzweifelter.

In wirklich gefährlichen Situationen ist eine kraftvolle Gegenwehr wichtig – gegen das, was uns gefährdet. Darum reagieren wir in solchen Situationen auch automatisch so. Wenn wir eine Panikattacke erleben, sind wir aber nicht in Gefahr. Und darum dürfen wir lernen, anders zu reagieren.

Eine Panikattacke ist nichts als eine Fehlzündung

Wenn du Angst oder Panik verspürst, hat deine Angstzentrale etwas in dir oder um dich herum wahrgenommen, das ihr bedrohlich erschien, und hat darauf reagiert. Alles in dir wird hektisch und schnell. Bei realer Gefahr wäre diese Reaktion wichtig und richtig. Wenn du aber »nur« eine Panikattacke hast, ist dieses Vorgehen kontraproduktiv, weil durch dein Abwehren und Kämpfen noch mehr Adrenalin produziert wird, der Körper noch mehr unter Stress kommt und die Panik aufrechterhalten bleibt. Du bleibst dadurch im roten Bereich. Darum nenne ich es eine Fehlzündung oder einen Fehlalarm, den deine Angstzentrale da produziert.

Das Gegenmittel ist, das Nervensystem dabei zu unterstützen, bei einem solchen Fehlalarm wieder herunterzufahren. Denn all diese überschießende Energie, die hier fälschlicherweise produziert wurde, darf erst mal wieder abgebaut werden. Die körperliche Hochspannung, die sich auf so vielen Ebenen auswirkt, muss gelöst werden. Wenn wir einen ruhigen und lockeren Umgang mit diesen ausgelösten Körperreaktionen finden, ist schon ein ganz großer Brocken geschafft.

Wir werden daran arbeiten, deine Reaktion auf die Angst zu ändern. Denn daran liegt deine größte Macht. Du kannst auf die Spielchen der Angst einsteigen und ängstlich reagieren, dann bleibt sie bestehen, da dein System denkt, es bestehe echte Gefahr. Oder du kannst dir eine andere Reaktion zulegen, weil du jetzt weißt, dass es ein Fehlalarm war. Je ruhiger und lockerer du reagierst, umso schneller versteht deine Angstzentrale, dass hier keine wirkliche Gefahr droht, und kann den Alarm wieder ausschalten und die Reaktionen herunterregulieren.

Mit Lockerheit auf die Angst reagieren – das hört sich für dich absolut unmöglich an? Kann ich gut verstehen, darum packen wir das jetzt gemeinsam an und ich zeige dir, wie es dir möglich wird.

#1 DEIN NEUER WEG: KOMM RUNTER, KÖRPER!

Wenn Panikgefühle dich täglich begleiten, dann auch eine Dauer-Alarmbereitschaft. Ständig erhöhte Grundspannung im Körper, innere Unruhe und Muskelverspannungen, die Schultern immer ein bisschen hochgezogen, die Beine verkrampft oder sogar eine körperliche Erstarrung in bestimmten Situationen, das kennen ganz viele. Und wie du bereits gehört hast, hängt das mit deinem Nervensystem zusammen. Es wartet auf seinen Einsatz. Es kommt nie ganz zur Ruhe, also nie ganz zurück in den grünen Bereich. Logisch, denn wenn eine Gefahr auftauchen würde, dann müsste es sofort reagieren können. Und aus dem orangen Bereich heraus kann man viel schneller reagieren, als wenn man tiefenentspannt mit einem guten Buch und einer Tasse Tee im grünen Bereich herumdöst.

Noch einmal zum Verständnis: Wenn du dauernd angespannt bist, ist dein Nervensystem ständig bereit, schwere Geschütze aufzufahren, falls tatsächlich eine Gefahr um die Ecke kommt. Absolut sinnvoll, wenn du nachts allein durch einen Park gehst. Du solltest ja weglaufen oder dich wehren können, wenn dir jemand auflauern würde. Aber: in deinem Alltag, in deiner Freizeit, in normalen Situationen deines Lebens, die dich nicht besonders herausfordern, sollte Lockerheit da sein. Dein Nervensystem sollte in einer gelassenen Ruhe sein. Dein Körper sollte sich entspannt und gechillt anfühlen. Denn: Der Weg aus der Panik beginnt nicht immer im Kopf, wie viele denken. Er beginnt ganz oft im Körper.

FRAG DICH MAL DAS

Weißt du noch, wie sich ein entspannter Körper anfühlt? Denk mal an die letzten Tage zurück und finde Situationen, in denen du ganz locker warst. Wann waren deine Muskeln entspannt?

Wobei hat sich dein Körper frei und gelassen angefühlt? Wann waren Gesicht und Kiefer das letzte Mal völlig entspannt?

Spätestens dann, wenn dir kein Moment einfällt, ist es an der Zeit, für Leichtigkeit in deinem Körper zu sorgen.

Bring den Körper ins Grüne

Das ist ein Punkt, der bei der Angstbewältigung oft übersehen wird: Viele Betroffene setzen immer nur auf der Kopfebene an und der Körper wird kaum beachtet. Dabei laufen viel mehr Informationen über die Nervenbahnen vom Körper in den Kopf als vom Kopf in den Körper. Der Körper spricht häufiger zum Gehirn als umgekehrt. Er hat einen riesigen Einfluss darauf, wie sicher (oder unsicher) wir uns fühlen. Deshalb reicht es nicht, nur unsere Gedanken verändern zu wollen – ganz oft lassen sich diese ohnehin nicht so leicht ändern, wenn der Körper im Alarmmodus ist. Wir müssen dem Körper helfen, sich zu beruhigen, damit der Kopf überhaupt mitbekommen kann: Ich bin in Sicherheit.

Natürlich ist der Kopf auch sehr wichtig bei der Angstbewältigung, aber der Körper hat ein riesiges Potenzial, das wir nutzen dürfen. Wenn wir Entspannung und Lockerheit in den Körper bringen, vermitteln wir unserem Kopf, dass wir uns wohlfühlen. Dass es gerade nichts zu tun gibt. Die Angstzentrale im Kopf kann in Pause gehen und muss nicht ständig auf dem Sprung sein. Entspannung im Körper heißt auch, dass der Kopf entspannen kann.

Holen wir den Körper sanft in den grünen Bereich zurück, kann er regenerieren, auftanken und Kraft sammeln. Das ist für jeden Menschen wichtig, für Menschen mit Panikattacken aber umso mehr, weil sich viele von ihnen ausgelaugt und kraftlos fühlen. Und das kann genau daher kommen, weil in ihrem Körper ständig etwas auf Hochtouren lauft, obwohl gerade gar kein Bedarf dafür ist. Es gibt keine Gefahr. Du bist in vollkommener Sicherheit.

Für diese Entspannung könntest du dich nun auf deine Yogamatte setzen und in eine dreißigminütige Meditation versinken. Theoretisch. Denn viele Menschen mit Panikattacken beschreiben, dass es ihnen schwerfällt, in der Stille zu sein und nichts zu tun, weil genau dann die Angstgedanken umso heftiger auf die innere Bühne drängen und die Panik ankurbeln. Methoden der Ruhe und Stille sind für den Beginn der Panikbewältigung daher auch nicht für jeden geeignet. Langfristig geht es schon darum, auch wieder das Nichtstun zu »können«, ohne dabei von den eigenen Gedanken und Gefühlen überrollt zu werden. Du wirst dazu in diesem Buch auch Übungen finden. Aber für viele ist es hilfreicher, erst mal den Körper zu lockern. Und genau das wollen wir jetzt tun.

DEINE PRAXIS: LOCKERE BEWEGUNGEN

Bist du schon einmal während einer angenehmen Bewegung zur Ruhe gekommen? Hat sich dein Körper währenddessen gelockert? Probier es mal aus: Steh auf und spaziere ein wenig auf und ab. Das kannst du jetzt gleich in deiner Wohnung machen oder du gehst nach draußen. Ganz locker und beschwingt. Du kannst deine Arme dabei lässig baumeln lassen. Halte den Kopf und die Schultern gerade und schaue entspannt nach vorn – sacke also nicht in dich zusammen. Setze schwungvoll ein Bein vor das andere. Du kannst sogar einen leicht hopsenden Gang versuchen. Wie beflügelt.

Spüre dabei in deinen Körper hinein. Wie fühlt sich diese beschwingte Bewegung an? Man erkennt oft schon an der Körperhaltung und am Gang, wie die Stimmung einer Person ist. Körperhaltung und Bewegungen hängen mit unseren Gefühlen zusammen und können diese beeinflussen – in eine negative oder positive Richtung. Ein schwungvoller Körper kann unsere Gedanken flexibler machen, er kann das Gedankenkarussell unterbrechen, er kann Schwere im Kopf lockern und auflösen.

Versuche es mal ganz bewusst: Versetze dich mit deinem Gang und deiner Körperhaltung in eine beschwingte, lockere und entspannte Stimmung. Schwebe leichtfüßig, gut gelaunt und voller Schwung auf und ab. Konzentriere dich fürs Erste nur auf deine Körperhaltung und deine Bewegungen. Vielleicht werden deine Arme dadurch schon ein bisschen lockerer. Vielleicht fühlen sich deine Beine ein bisschen leichter an. Vielleicht werden sie mit jedem Schritt noch gelöster. Möglicherweise beginnt sich eine Verspannung in deinem Nacken zu lösen und die Schultern werden etwas beweglicher.

Wenn du den Effekt verstärken möchtest, dann lächle bei dieser Übung. Spüre, wie gut es sich anfühlt. Genau das ist unser Ziel. Dein Körper soll angenehm entspannen. Er soll aus seiner Erstarrung herauskommen. Bei Angst spannen wir automatisch an. Mit dieser Übung lassen wir los und entspannen.

Ob du wie eben locker spazierst oder lieber Treppen steigst, Dehnübungen machst, durch die Wohnung tanzt oder joggen gehst, ist völlig egal. Du kannst dich mit dieser Lockerheit und Leichtigkeit auch verbinden, wenn du die Wäsche machst oder mit dem Rad zur Arbeit fährst. Bei jeder Bewegungsform geht es darum, dass du verschiedene Körperpartien ganz bewusst lockerst und dich in einen positiven Schwung bringst. Verbinde dich gleichzeitig innerlich mit Beschwingtheit und Leichtfüßigkeit. Bring deinem Körper wieder bei, wie sich Lockerheit anfühlt. Vielleicht kennt er dieses Gefühl gar nicht mehr, weil er viel zu lange im orangeroten Bereich verharrt hat und sich viel zu viel Energie in ihm angestaut hat.

Spüre immer wieder nach, wo du Lockerheit in dir wahrnimmst, wo in deinem Körper sich etwas gut anfühlt. So kannst du dieses Empfinden in dir verankern und bald immer leichter darauf zurückgreifen. Wenn dein Körper schon lange nur mehr Angst kennt, wird es eine Wohltat für ihn sein, wenn du ihm etwas anderes zeigst.

Wenn sich diese Übung für dich gut anfühlt, dann baue sie regelmäßig in deinen Alltag ein. Wenn du dein Kind von der Schule abholst: Mach es in einer lockeren Haltung. Wenn du dir ein gutes

Essen zubereitest: Mach es beschwingt. Wenn du Brötchen vom Bäcker holst: Mach es mit einem Lächeln. Programmiere deinen Körper um und lass die Angst hinter dir. Heute beginnt eine neue Ära – mit deinem Körper. Löse die aufgestaute Anspannung. Nutze deinen Körper unbedingt als wichtiges Tool, um den grünen Bereich deines Nervensystem neu kennenzulernen. Auch wenn du gerade Angst hast, mach dich locker, obwohl sich das anfangs verkehrt anfühlt, weil du dich in einer Gefahrensituation niemals so locker bewegen würdest. Deine Angstzentrale wird irritiert sein: So viel Lockerheit im Körper, obwohl sie Alarm ausgelöst hat? Lockerst du deinen Körper, kann sie ihre eintrainierten Angstmuster nicht mehr automatisch ablaufen lassen, sondern muss sich eine andere Reaktion zulegen. Und das ist unser Ziel: den Panikkreislauf zu durchbrechen. Dein lockerer Körper zeigt Wirkung.

GEHEIMTIPP

Wenn du mit deinem Körper arbeitest, dann hör gleichzeitig auf, mit der Angst zu diskutieren. Lass die Angst reden. Sie wird dir wieder ihre Stories auftischen – und ja, die machen Angst. Sie will dir die Welt erklären und dass du dich eigentlich vor allem fürchten solltest. Das wird auch noch eine Zeitlang so sein, bis du wieder in deine Ruhe gekommen bist und ihr nicht mehr alles glaubst. Bleib bis dahin mit deinem Fokus auf deinem Körper und nimm mit einer neutralen Haltung wahr, was mit ihm passiert. Wenn dich die Angst mit ihren Argumenten in den Panikkreislauf zurückzuholen droht, dann bring deine Aufmerksamkeit zu deinem Körper zurück. Es sind nur Gedanken. Diese lösen etwas in dir aus. Du kannst der Angst sagen, dass du dir später Zeit für ihre Erklärungen nimmst (falls du das möchtest), aber jetzt gerade hat sie Sendepause, weil du beschäftigt bist. Keine weitere Diskussion!

VIELLEICHT INTERESSIERT DICH DAS

Ein wichtiger Nebeneffekt der Bewegung ist, dass dabei Adrenalin abgebaut wird. Bei Angst wird der Kampf-oder-Flucht-Reflex ausgelöst und Unmengen an Adrenalin produziert, damit wir ausreichend Energie für notwendige Reaktionen haben. Darum fühlen wir uns so fahrig, aufgepusht und stehen unter Strom. Wenn wir dann kämpfen oder flüchten, wird dieses Adrenalin im Körper durch die Bewegung wieder abgebaut. Da du aber nicht kämpfen oder flüchten musst, bleibt die viele Energie in deinem Körper. Sie kann dich unruhig machen, was wiederum die Angst verstärken kann. Schwungvolle Bewegung baut das Adrenalin ab. Bau Bewegung am besten täglich in deinen Alltag ein. Beginne mit einem zehnminütigen schwungvollen Spaziergang jeden Tag und schau, was passiert. Du wirst erstaunt sein, wie sehr dich dein Körper unterstützen kann.

ERINNERE DICH DARAN

Eine Panikattacke wird durch dein massiv überschießendes Nervensystem ausgelöst. So bedrohlich es sich anfühlt, es kann dir nichts passieren. In dir läuft alles auf Hochtouren, weil du gerade vorbereitet wirst, eine lebensbedrohliche Gefahr abzuwehren. Du bist aber nicht in Gefahr. Du bist in Sicherheit. Du kannst lernen, diese Abläufe zu durchschauen, zu durchbrechen und zu regulieren. Denn alles, was dein Körper hervorruft, kann wieder rückgängig gemacht werden. Du kannst immer wieder in den grünen Bereich zurückkommen. Schick deine Angstzentrale in Pause, verändere deine Körperhaltung, setz dich in Bewegung und verbinde dich mit Leichtigkeit.

SAG DIR DAS

»Wenn Panik im Anmarsch ist, erinnere ich mich immer wieder daran, dass dies biologische Mechanismen sind, die meine Angstzentrale auslöst. Sie hat Gefahr gewittert, obwohl ich in Sicherheit bin. Sie will mich schützen, doch es ist eine Fehlzündung. Ich kann lernen, diese Abläufe rückgängig zu machen. Ich kann darauf Einfluss nehmen.«

VERSUCH ES MAL SO

Wenn sich das nächste Mal eine Panikattacke zusammenbraut, dann benenne sie. Sprich es laut aus, wenn das gerade möglich ist: »Ich habe gerade eine Panikattacke.« Oder: »Das ist eine Panikattacke.« Du kannst dir sagen: »Das sind unangenehme Gefühle, aber ich kann es aushalten. Sie gehen vorüber, wie immer. Mein Nervensystem ist gerade zu aktiv, weil es mich schützen will. Diese Zustände gehen vorbei.« Diese klare Definition kann dir helfen, die Abläufe richtig einzuordnen und Abstand zu gewinnen.

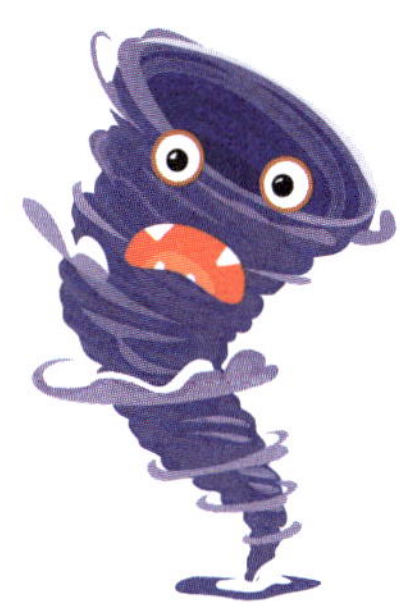

#2

»Mit meinem Atem stimmt was nicht!«

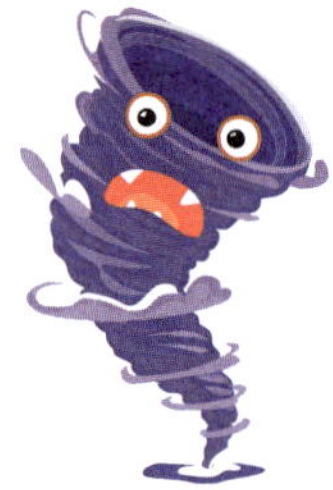

Wir bleiben auf der Körperebene und wenden uns etwas ganz Wunderbarem zu: unserem Atem. Er versorgt uns mit Sauerstoff und passt sich automatisch an alle Herausforderungen an. Wenn wir joggen gehen, atmen wir anders, als wenn wir unser Lieblingsgericht kochen. Wenn wir uns erschrecken, atmen wir anders, als wenn wir gemütlich ein Buch lesen. Auch Panik wirkt sich auf unseren Atem aus. Und das ist prinzipiell wichtig. Bei Angst atmen wir automatisch schneller und flacher, da unser vegetatives Nervensystem den Atem anpasst. Wenn Kampf oder Flucht nötig sind, sorgt es dafür, dass ausreichend Sauerstoff vorhanden ist. Du siehst also auch hier wieder: Alle Reaktionen des Nervensystems ergeben einen Sinn. Erst wenn wir diese Körperreaktionen als bedrohlich bewerten und deswegen Angst hinzukommt, werden sie zum Problem. Und genau das betrifft häufig auch die Atmung.

Menschen, die unter Panikattacken leiden, haben oft das Gefühl, zu wenig Luft zu bekommen, und prüfen ihre Atmung deshalb ständig. Sie atmen angespannt oder hektisch tief ein, weil sie denken, dass nicht genug Luft ankommt, sich die Lunge verspannt oder der Brustkorb zu eng anfühlt. Oft sind sie mit ihren Gedanken nur mehr bei der Atmung und dadurch schaukelt sich die Angst weiter auf und die Atmung fühlt sich immer noch komischer an – obwohl eigentlich alles funktioniert. Viele Betroffene können keine engen Jeans, BHs, Schals oder Ketten tragen, weil sie das Gefühl haben, davon noch mehr eingeengt zu werden.

Unsere Atmung ist überlebenswichtig. Es ist völlig verständlich, dass es Angst macht, zu spüren (oder zu glauben), dass da etwas »nicht richtig funktioniert«. Du bist damit nicht allein.

Kommen wir zurück in die Realität

Du liest gerade dieses Buch. Du hast also bis jetzt immer genug Luft bekommen. Eine wichtige Erkenntnis, an die wir uns immer wieder erinnern dürfen. Ein Sanitäter bei einem Erste-Hilfe-Kurs hat vor vielen Jahren, als ich noch keine Angstzustände kannte, erklärt: »Bei einer Panikattacke bekommt man immer genug Luft. Auch wenn Betroffene das Gegenteil denken.« Heute sage ich dir diesen Satz: Du wirst bei Angst und Panik immer genug Luft bekommen. Die Angst möchte dir nur etwas anderes einreden und setzt dir Horrorbilder vor. Und deine Angstzentrale reagiert auf diese Vorstellung. Du hast aber bis jetzt immer genug Luft bekommen und wirst das sicherlich auch in Zukunft.

FRAG DICH MAL DAS

Ist dir bewusst, wie du atmest? Immer wieder höre ich von Fitnesstrainern, Atem-Coaches und Ärzten, dass sie ihre Klienten darauf aufmerksam machen, tiefer in den Bauch zu atmen und die Atmung nicht im Brustraum zu stoppen. Du kannst für dich mal testen, wie es sich anfühlt, wenn du ruhig und tief in den Bauch einatmest. Leg dazu eine Hand auf deinen Bauch. Dabei spürst du, wie sich deine Bauchdecke ein bisschen hebt. Die Bauchatmung kann uns helfen, zu entspannen. Unser Atem kann ein wichtiges Werkzeug sein, um Kopf und Körper zur Ruhe zu bringen. Vielen ist nicht bewusst, dass sie »falsch« atmen und dadurch Prozesse in ihrem Körper auslösen, die die Angst verstärken. Ich kann dir nur raten: Kümmere dich um deinen Atem! Nicht nur in der Akutsituation, wenn du gerade Panik bekommst, sondern auch im Alltag. Verbinde dich immer wieder mit deinem ruhigen Atem. Das bringt dein Nervensystem dauerhaft mehr in Richtung Grün.

»Nur keine Atemtechnik!«

Für viele Menschen mit Atemschwierigkeiten bei Panikzuständen sind Atemtechniken ein rotes Tuch. Viele wollen keine Atemübungen anwenden, weil das den Fokus auf den Atem richtet, der ja mit Angst verknüpft ist. Das ist völlig verständlich. Du musst dich auch nicht sofort mit deiner Atmung auseinandersetzen. Du kannst dir die Anregungen hier einfach einmal durchlesen und zu einem späteren Zeitpunkt darauf zurückkommen.

Oft ist eher das Einatmen mit schwierigen Gefühlen verbunden, weil viele denken, nicht genug Luft zu bekommen. Wenn dies bei dir der Fall ist, dann fokussiere dich bei Atemübungen eher auf das Ausatmen. Lass das Einatmen, so weit es geht, automatisch geschehen. Lass deinen Körper einfach machen. Du musst daran gar nichts verändern. Dein Körper atmet ohnehin automatisch. Für den Beginn kannst du den Vorgang einfach nur wahrnehmen. Es geht nicht darum, deinen Körper in eine Richtung zu drängen. Lass ihn selbst seinen Rhythmus finden. Er kann das.

Dein Atem hat eine enorme Wirkung

Unser Atem kann deswegen ein so hilfreiches Tool sein, weil wir durch ihn unser Nervensystem direkt beeinflussen können. Du weißt ja schon, dass unser vegetatives Nervensystem Prozesse auslöst, je nachdem, welche Anforderung ansteht. Das passiert automatisch und ohne unser Zutun. Unseren Herzschlag, unseren Puls oder ob wir schwitzen, all das können wir nicht direkt beeinflussen. Bei unserem Atem ist das anders. Er wird auch durch das Nervensystem gesteuert und läuft automatisch, aber wir können ihn willentlich beeinflussen – und darin liegt die große Wirkkraft der Atmung. Wir können sie bewusst verändern. Du kannst sie langsamer und tiefer werden lassen. Dies hilft dem Nervensystem herunterzufahren. Um wieder Ruhe hineinzubringen, ist es wichtig, verlängert auszuatmen.

Hast du an dir schon einmal beobachtet, was passiert, wenn du eine knifflige Aufgabe gelöst hast oder wenn eine Stressphase vorüber war? Viele Menschen atmen dann lang aus. Manchmal hört man dabei ein erleichterndes »Aaaaaaahhhhh…« oder ein lang gedehntes »Uuuhhhhhhh…«. Sie lassen die Anspannung los. Und wenn du das selbst schon gemacht hast, hast du vielleicht auch gespürt, dass dadurch der Stress weiter nachgelassen hat und dein Körper in die Entspannung zurückgekommen ist. Langsames, verlängertes Ausatmen schafft also Erleichterung und beruhigt dein Nervensystem. Es signalisiert deiner Angstzentrale: »Hey, hier lassen wir gerade alles los. Die Anstrengung, der Stress, die Gefahr ist vorbei. Und wenn wir alles loslassen, dann ist Entspannung angesagt. Alles ist gut.« Dadurch kommt auch dein Kopf zur Ruhe und das Gehirn kann die Angstreaktionen zurückfahren.

VIELLEICHT INTERESSIERT DICH DAS

Wenn wir unseren Atem verändern, verändern wir indirekt auch andere Parameter des Nervensystems. Wenn unser Atem ruhiger wird, dann werden auch der Puls und der Herzschlag ruhiger. Wir haben keinen direkten Einfluss auf die Tätigkeit unseres Herzens, aber wir können indirekt etwas tun. Ein ruhiger und langsamer Atem ist ein wesentliches Tool dafür.

#2 DEIN NEUER WEG: MIT JEDEM ATEMZUG ZURÜCK IN DIE RUHE

Bei Atemtechniken für deine körperliche und mentale Beruhigung ist es wichtig, dass du langsam und verlängert ausatmest. Üblicherweise spricht man davon, dass man doppelt so lange ausatmen soll, wie man einatmet. Wenn du also vier Sekunden ausatmest, sollte das Einatmen etwa zwei Sekunden lang sein. Aber stress dich auf keinen Fall mit den Zahlen. Dies ist nur ein Richtwert.

DEINE PRAXIS: STROHHALMATMUNG

Bei dieser beruhigenden Übung atmest du durch einen kleinen Spalt zwischen deinen nur leicht geöffneten, gespitzten Lippen aus, wie wenn du einen Strohhalm zwischen deinen Lippen hast. Durch diese kleine Öffnung dauert das Ausatmen automatisch länger und genau das ist unser Ziel. Setz dich für diese Übung am besten auf einen Stuhl und lass die Schultern leicht zurückfallen. Atme nun ruhig durch die Nase ein (1 bis 2 Sekunden), halte die Luft entspannt an (1 bis 2 Sekunden) und atme dann langsam und verlängert durch den leicht geöffneten Mund wieder aus, als würdest du die Luft durch einen Strohhalm ausblasen (3 bis 5 Sekunden). Wenn das Luftanhalten für dich schwierig ist, dann kannst du es weglassen. Das Wichtigste an dieser Übung ist, dass du das Atmen verlangsamst und lang ausatmest.

Es gibt hier verschiedene Übungsvarianten, was die Sekundenzahl betrifft. Für den Beginn ist es für viele leichter, das Einatmen und Pausieren eher kürzer zu halten und die Aufmerksamkeit auf die erleichternde, verlängerte Ausatmung zu richten. Wenn du schon geübter bist, kannst du die Dauer auch verlängern. Es gibt zum Beispiel auch die 4–7–8-Atmung, bei der man vier Sekunden lang einatmet, sieben Sekunden lang die Luft anhält und acht Sekunden lang ausatmet.

Wenn du dich mit der Strohhalmatmung nicht wohlfühlst und deinen Mund weiter aufmachen magst – alles gut. Wenn du lieber durch den Mund einatmest und nicht durch die Nase – ebenfalls okay. Mach es so, wie es sich gut anfühlt. Du sollst dabei ein Gefühl von Sicherheit bekommen. Dein Nervensystem soll dabei zur Ruhe kommen. Du möchtest ihm zeigen: Hier ist kein Notfall. Du bist sicher. Wandle die Übungen so ab, wie sie zu dir und deinem Wohlgefühl passen.

GEHEIMTIPP

Viele Betroffene finden es hilfreich, wenn sie in ihren Gedanken die Sekunden des Ein- und Ausatmens mitzählen und sich nur darauf konzentrieren. Oder sie sagen sich immer wieder die Worte »Ein« beim Einatmen und »Auuuuuuuuuuuuuuus« beim Ausatmen vor. Das gibt ihnen Sicherheit und Struktur. Und das ist völlig in Ordnung. Das Ziel dieser Übung ist es, dass dein Nervensystem herunterfährt. Und: dass du die Erfahrung machst, dass du darauf Einfluss hast, es herunterzufahren.

Fang langsam an

Wie bei allen Übungen in diesem Buch empfehle ich, den Übungsablauf in ruhigen Momenten in deinem Alltag zu testen und nicht erst in der Angstsituation auszuprobieren. Bau beruhigende Atemübungen am besten täglich in deine Routine ein. Du kannst in normalen Alltagssituationen kurz innehalten und ein paar Mal ruhig die Strohhalmatmung machen.

Wenn du schon geübter im Umgang mit deinem Atem bist, dann nutze ihn, wenn du unruhig bist, und beruhige dich damit selbst. Der Atem bringt dich ins Hier und Jetzt zurück.

Er ist auch deswegen ein so hilfreiches Tool, weil wir ihn immer mit dabei haben. Wir können ihn nicht zu Hause vergessen wie andere Hilfsmittel und dann panisch werden. Außerdem fällt es anderen nicht auf, wenn wir ihn zur Beruhigung nutzen: in der Supermarktschlange, im Teammeeting, im Restaurant. Dein Atem ist da. Immer. Und er kann dir helfen. Du darfst lernen, ihn richtig einzusetzen. Atme ein. Atme auuuuuuuus. Atme ein. Atme auuuuuuuus.

Aus meiner Erfahrung kann ich dir sagen, dass Atemübungen mein größter Gamechanger waren, obwohl ich unter unangenehmer Atemnot in Panik- und Angstsituationen gelitten habe. Ich habe nicht sofort damit begonnen, aber irgendwann war ich so geübt in dieser beruhigenden Strohhalm-Atemtechnik, dass ich sogar starke Panikattacken damit beruhigen konnte. Einfach nur durch meinen Atem, mit dem ich mein aufgewühltes Nervensystem entspannt habe. Ich habe mich bei einer anrollenden Panikattacke hingesetzt und geatmet. Einfach nur geatmet. Geatmet und geamtet. Oft sehr lange. Genau so, wie ich es dir in der Übung beschrieben habe.

Du kannst dies auch gemeinsam mit einer Therapeutin oder einem Therapeuten üben. Es geht hier darum, sanft und schrittweise wieder Vertrauen in den eigenen Körper und in diesem Fall in die Atmung zu bekommen.

Ein paar Worte zur Hyperventilation

Wenn wir das Gefühl von Atemnot bekommen, atmen wir meist noch schneller tief ein und dadurch kann es zu einer Hyperventilation kommen. Das ist ein biologischer Vorgang, der prinzipiell harmlos ist. Dabei wird vermehrt Kohlendioxid abgeatmet und dies kann zu Schwindel und Kribbelgefühlen im Körper führen. Dieser Zustand wird als unangenehm und bedrohlich wahrgenommen, ist jedoch ungefährlich, wenn er von der Angst ausgelöst wird. Du kannst auch hier die Strohhalmatmung einsetzen, weil es ebenfalls darum geht, das Atmen zu verlangsamen und verlängert auszuatmen. Dann regulieren sich die Vorgänge wieder. Die Symptome verschwinden, wenn sich deine Atmung normalisiert hat.

Wichtig: Lass dich auf alle Fälle einmal ärztlich durchchecken, wenn du ungewöhnliche Symptome an dir entdeckst. Die hier vorgestellten Übungen solltest du nur durchführen, wenn gesundheitlich nichts dagegen spricht.

ERINNERE DICH DARAN

Du kannst über deinen Atem Einfluss auf dein Nervensystem nehmen. Du kannst dich mit ein paar ruhigen Atemzügen erden und ins Hier und Jetzt zurückholen. Deinen Atem hast du immer mit dabei. Du kannst ihn in jedem Moment nutzen. Er unterstützt dich und er ist für dich da. Atme ein. Atme aus.

SAG DIR DAS

»Mein Atem passiert völlig automatisch. Ich muss nichts dazu tun. Auch wenn er sich komisch anfühlt, bekomme ich immer genug Luft. Ich muss ihn nicht verändern. Ich mische mich mit meinen Gedanken nicht ein und lasse meinen Atem einfach fließen. Ich kontrolliere ihn nicht, sondern lasse ihn einfach geschehen. Er arbeitet genau so, wie er soll. Und wenn ich mich beruhigen möchte, dann verlängere ich das Ausatmen. Ich atme ein und ich atme auuuuuuus.«

VERSUCH ES MAL SO

Spürst du eine Veränderung deiner Atmung, wenn du deine Körperhaltung änderst? Viele Menschen sitzen täglich lange mit zusammengesackten Schultern auf ihrem Bürostuhl. Es ist ihnen aber gar nicht bewusst, dass sich diese Haltung auf die

Freiheit beim Atmen auswirkt. Oft haben sie dann massive Verspannungen im Brust-, Nacken- und Schulterbereich, die ihre Druckgefühle beim Atmen verstärken.

Spür mal in den Unterschied hinein: Nimm eine zusammengesunkene Körperhaltung beim Sitzen ein und beobachte, was das mit deiner Atmung macht. Und nun nimm eine aufrechte Sitzhaltung ein, ziehe deine Schultern leicht nach hinten und hebe deinen Kopf, um den Brustraum noch weiter zu öffnen. Du kannst Arme und Schultern auch leicht nach hinten dehnen. Wie fühlt sich deine Atmung nun an? Viele beschreiben eine sofort spürbare Erleichterung. Achte in Zukunft auf deine Haltung und wende immer wieder Übungen an, um deinen Brustraum zu öffnen.

#3

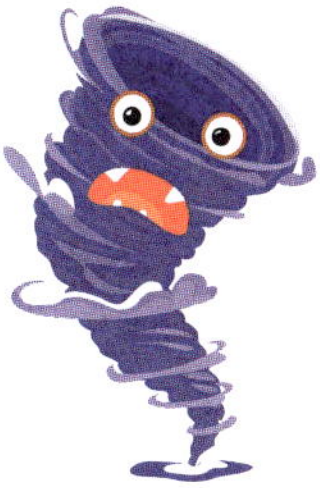

»Mein Herz hüpft gleich aus der Brust!«

Dein Herz ist ein ziemlich starker Partner an deiner Seite: Du kannst einen Marathon laufen (wenn du das willst), zum Bus hechten, die Stufen hochsteigen, Berge erklimmen, verliebt sein und Herzklopfen haben oder auch einfach nur deinen Alltag leben – dein Herz funktioniert. Der Puls ist die spürbare Wirkung des Herzschlags, die du zum Beispiel am Handgelenk oder Hals wahrnehmen kannst. Unser Puls beschleunigt unter körperlicher Belastung ebenso wie bei Freude oder Aufregung automatisch. Auch Genussmittel, wie zum Beispiel Alkohol, Koffein oder Nikotin, oder Medikamente können den Puls kurzzeitig erhöhen. Er reguliert sich danach von selbst wieder.

Warum klappt das so reibungslos? Auch hier ist das vegetative Nervensystem im Spiel. Es steuert lebenswichtige Funktionen wie Herzschlag, Puls und Atmung. Meistens nehmen wir davon nichts bewusst wahr. Und so passt dein vegetatives Nervensystem auch deinen Herzschlag an alle Herausforderungen an. Mal schlägt es schneller, mal langsamer. Dein Herz transportiert Sauerstoff und wichtige Botenstoffe dorthin, wo sie benötigt werden. Ziemlich praktisch, dass das alles wie von selbst funktioniert. Dein Herz macht das schon!

Das ist nur Panik!?

Für viele Menschen mit Panikattacken ist die Herztätigkeit oft ein Graus. Sie haben erlebt, dass das Herz bei Angst bis zum Hals schlägt, plagen sich mit Herzstolpern herum und befürchten dauernd, einen Herzinfarkt zu bekommen. Deswegen landen viele immer wieder in der Notaufnahme. Der Befund ist meistens derselbe: »Sie und Ihr Herz sind gesund!« Das beruhigt sie meist nur kurz und sie hören sofort wieder ängstlich in sich hinein und können es auch nach dem zehnten Krankenhausbesuch nicht fassen: Das soll »nur« eine Panikattacke gewesen sein?!? Es hat sich so lebensbedrohlich angefühlt!

Ja, das können wirklich »nur« Panikattacken sein. Der starke Adrenalinstoß bei Angst kann eine derartig gesteigerte Herztätigkeit auslösen und durch die eigenen Gedanken kann sich das Geschehen intensiv weiter aufschaukeln. Natürlich sollten körperliche Auffälligkeiten ärztlich abgeklärt werden. Aber ja, Angst hat die Kraft, solche Zustände in uns auszulösen. Du weißt ja, dein Blut muss ordentlich zirkulieren, damit du für Kampf oder Flucht gerüstet bist – eine lebenswichtige Reaktion deines Körpers. Und ja, Panikattacken können sich so anfühlen, als wenn das Leben von einem Moment auf den anderen plötzlich vorbei wäre – weil wir die inneren Vorgänge falsch, nämlich als lebensbedrohlich bewerten. Dein Leben ist aber nicht vorbei. Was passiert, ist eine Fehlzündung, ein Fehlalarm.

Feuerwehr am Lagerfeuer

Fehlzündung oder Fehlalarm nenne ich diese Vorgänge, weil dein Nervensystem reagiert, als ob da Gefahr wäre, obwohl keine droht. Das Herz schlägt dir bis zum Hals, du atmest schnell, beginnst zu schwitzen, aber: Da ist keine Gefahr. Ein Fehlalarm ist es deswegen, weil deine Angstzentrale eine Situation falsch einschätzt. Sie hat mit ihren sensiblen Sensoren Gefahr gewittert, weil sich eine Situation so ähnlich angefühlt hat wie eine frühere Angstsituation. Oder sie hat eine Körperempfindung als bedrohlich eingeschätzt. Oder ein Gedanke hat sich furchteinflößend angefühlt und sie hat blitzschnell losgelegt. Oder du bist in eine Situation gekommen, in der du früher eine Panikattacke hattest, und sie schreit laut »Alarm!«.

Natürlich kann deine Angstzentrale nicht wirklich Alarm rufen, aber sie kann über dein Nervensystem alle notwendigen Reaktionen auslösen, um dich im Notfall zu schützen.

Dein Nervensystem reagiert also so, als wenn die Feuerwehr wegen Rauchschwaden am Himmel mit vier Einsatzfahrzeugen und Blaulicht losdüst und schlussendlich feststellen muss, dass es sich nur um ein harmloses Lagerfeuer handelt. Ein Fehlalarm! Zum Glück! Genauso ist es mit deiner Angstzentrale bei Panikattacken: Sie schreit laut Alarm, obwohl du in völliger Sicherheit bist. Obwohl alles mit dir okay ist.

Warum ist das so? Bei den meisten Menschen, die von Panikattacken begleitet werden, ist die Angstzentrale zu sensibel »eingestellt«. Das heißt, sie reagiert zu schnell, zu oft und zu intensiv. Du kannst dir die Angstzentrale wie einen Muskel vorstellen, der stärker wird, je öfter man ihn benutzt. Wenn deine Angstzentrale also sehr oft auf »On« ist, dann werden ihre Sensoren immer feiner und sie reagiert auf den kleinsten Auslöser. Die Angstzentrale ist bei Menschen mit Panikattacken also überaktiv und übersensibel. Vielleicht kennst du das auch von dir, dass die Panik immer schneller zur Stelle ist, je länger du unter Panikattacken leidest. Und dass es manchmal nur mehr einen minikleinen Stupser braucht und du steckst mitten im Paniktornado. Deine Angstzentrale ist dann wie ein überfürsorglicher Helfer, der seine Aufgabe viel zu ernst nimmt, ja nichts übersehen will und deswegen dauernd Alarm auslöst.

Das Gute ist, dass es auch umgekehrt funktioniert: Je weniger die Angstzentrale aktiv ist, je ruhiger du innerlich wirst, umso mehr verblassen die Bahnen der Angst im Kopf und umso weniger reagierst du auf Auslöser der Angst. Die Ängste verschwinden aus deinem Leben. Aber wie kommt es eigentlich dazu, dass die Angstzentrale überaktiv wird und sich ständig einmischt?

Erinnerst du dich an die erste Panikattacke?

Zurück zum Anfang: Die meisten Menschen berichten, dass sie sich an ihre allererste Panikattacke erinnern können, als wenn es gestern gewesen wäre. Sie wissen genau, wo sie waren, was sie anhatten, wie spät es war, wer bei ihnen war und wie sie sich gefühlt haben. Nämlich schrecklich. Eine Mischung aus Todesangst, Kontrollverlust und völligem Ausgeliefertsein. Die schlimmste Erfahrung ihres Lebens. Sie wussten nicht, was mit ihnen los ist. Die Attacke hat sie wie aus dem Nichts überfallen, sie konnten die Vorgänge nicht einordnen. Das Einzige, was bleibt, ist der Wunsch: Ich möchte mich um Himmelswillen niemals mehr so fühlen!

Die erste Panikattacke ist ein massives Schockerlebnis, das sich aufgrund der überbordenden Emotionen tief einbrennt. Eine so bedrohliche Erfahrung vergisst du nicht einfach. Dein Gehirn speichert sie in einer Art Archiv ab. Es merkt sich nicht nur, was passiert ist, sondern auch, wie es sich angefühlt hat. So, dass du dich später bewusst oder unbewusst daran erinnerst. Auch weitere Panikattacken, die du erlebst, landen in dem Archiv. Das ist kein Fehler, sondern ein Schutzmechanismus: Dein Gehirn will dich vor zukünftigen Gefahren warnen können.

VIELLEICHT INTERESSIERT DICH DAS

Viele Therapeuten sprechen mittlerweile davon, dass man intensive Panikattacken mit einer traumatischen Erfahrung vergleichen kann. Ganz speziell die erste Panikattacke hinterlässt wie eben beschrieben einen bleibenden Eindruck. Besonders dann, wenn man von einem Gefühlstornado überrollt wird und denkt, das letzte Stündchen habe geschlagen. Völlig logisch, oder? Wem würde das Gefühl, jetzt sofort zu sterben, nicht komplett den Boden unter den Füßen wegreißen? Und wenn man es dann glücklicherweise doch überlebt, wie das bei Panikattacken der Fall ist, dann hinterlässt das Erlebte bleibende Spuren. Und die können ähnlich sein wie bei einem Trauma.

Vereinfacht gesagt bewirkt ein Trauma eine Schockreaktion im Nervensystem, die durch ein überwältigendes Ereignis ausgelöst wird, das eine Bedrohung für das eigene Leben oder das einer nahestehenden Person darstellte. Üblicherweise nutzt man den Begriff Trauma im Zusammenhang mit Naturkatastrophen, Kriegserlebnissen oder schwerwiegenden Gewalterfahrungen. Mittlerweile weiß man, dass traumatische Ereignisse viele weitere menschliche Erfahrungen betreffen können, zum Beispiel Unfälle, schwere Schicksalsschläge, medizinische Eingriffe, Komplikationen bei der Geburt, Trennungen, Mobbing, emotionale Vernachlässigung, bedrohliche Kindheitserlebnisse oder emotionaler Stress über einen längeren Zeitraum. Bei einem Trauma reichen die eigenen Ressourcen und Bewältigungsmöglichkeiten nicht aus, um mit der schlimmen Erfahrung umzugehen.

Der Körper will uns davor schützen, mit der vollen Wucht der Erfahrung umgehen zu müssen, deshalb werden die Sinneseindrücke, körperlichen Zustände und Gefühle, die mit dem Trauma in Verbindung stehen, aufgesplittert und in verschiedenen Bereichen in Gehirn und Körper gespeichert. Wenn wir uns später daran erinnern oder durch eine neue Erfahrung erinnert werden, tauchen Fragmente des Erlebnisses auf und nicht das volle Ausmaß der Erschütterung. Darum beschreiben viele Menschen, dass sie Panikzustände in Situationen bekommen, die sie überhaupt nicht mit Angst in Verbindung bringen. Rational betrachtet gibt es keine logische Erklärung für die Angstreaktion – aber deine Angstzentrale erinnert sich an eine kleine Sache, die der Erfahrung von damals ähnelt, und produziert Angst. Dein Nervensystem reagiert also, weil es sich erinnert.

Warum so übersensibel?

Die Angstzentrale überwacht ab dem Moment deiner ersten Panikattacke in einer Art Daueraufregung, ob sich irgendeine Situation, ein Gedanke oder eine Körperempfindung zeigt, die der belastenden Erfahrung auch nur ansatzweise ähnelt. Wenn du also eine starke Panikattacke mit Todesängsten hattest, kann es sein, dass dein Nervensystem ab sofort immer reagiert, wenn sich irgendetwas so ähnlich anfühlt wie während dieser schlimmen Erfahrung. Auch jedes Mal, wenn du an diese Situation denkst, rufst du Teile der Gedanken, Bilder und Gefühle dazu auf. Die Erinnerung wird »wach«. Nach den ersten schlimmen Panikerfahrungen sitzt uns die Angst fest im Nacken. Das Nervensystem hat das so wichtige Gefühl von Sicherheit verloren und versucht, es über Kontrolle zurückzugewinnen. Niemals mehr möchten wir in so eine Situation kommen und deswegen überwacht die Angstzentrale akribisch genau alles, was sich in uns und rund um uns tut, um sofort einschreiten zu können.

Noch mal als Erinnerung: Die Angstzentrale meint, dass sie uns mit diesem Vorgehen dient. Was sie aber nicht weiß: Durch ihre überfokussierte, dauerhafte Wachsamkeit (das Nervensystem ist im rotorangen Bereich) wird Angst ein fixer Bestandteil unseres Lebens und dehnt sich immer weiter in den Gedanken, Gefühlen, im Körper und unserem Leben aus.

Warum kommt es eigentlich zur ersten Panikattacke?

Eine Antwort auf diese Frage ist nicht so leicht. Panikattacken entstehen selten einfach »aus dem Nichts« – auch wenn es sich so anfühlen kann. Häufig sind sie das Resultat vieler kleiner oder großer Belastungen, die sich im Nervensystem aufgestaut haben. Der innere Spannungsakku wird voller – und dann kommt ein Auslöser, der das Ganze zum Explodieren bringt. Das kann ein Streit sein, ein Infekt, ein Zahnarztbesuch, eine Prüfung, eine stressige

Phase – oder sogar etwas scheinbar Belangloses wie ein Einkauf im Supermarkt oder etwas Schönes wie Urlaub. Nicht die Situation ist schuld, sondern das System war einfach schon am Limit und kann mit der Herausforderung oder dem Neuen nicht mehr umgehen.

Stell dir dein Nervensystem wie einen Druckkochtopf vor: Innen staut sich immer mehr Druck an. Gefühle, Überforderung, Reize, nicht gelebte Bedürfnisse, zu wenig Pausen. Wenn kein Ventil da ist, um Dampf abzulassen, dann genügt irgendwann ein kleiner zusätzlicher Druckmacher und der Deckel fliegt mit voller Wucht davon. Das ist die erste Panikattacke: ein plötzlicher, heftiger Ausdruck innerer Überlastung. Ein Schutzmechanismus, der sich nur leider viel zu heftig zeigt. Es kann sein, dass du über lange Zeit immer wieder über deine Grenzen gegangen bist. Dass du funktioniert hast, obwohl du längst Ruhe gebraucht hättest. Dass du alles unter Kontrolle halten wolltest, aber dir schon viel zu lange die Kraft dafür fehlte. Die erste Panikattacke ist dann wie ein Not-Ausschalter deines Körpers. Er sagt damit: »Stopp. So geht es nicht weiter.« Dein Körper versucht, dich zu schützen – nur ist der Alarm zu stark und übertrieben.

Die Angstzentrale vergisst nicht

Jedes Mal, wenn sich etwas nur ein klitzekleines bisschen so anfühlt wie bei einem früheren schockierenden Erlebnis, startet die Angstzentrale ihr Programm. Sie macht im Hintergrund blitzschnell einen Abgleich mit deinem Erinnerungsspeicher, dort ist die Erfahrung als schlimm markiert und deshalb reagiert sie sofort. Es kann zum Beispiel sein, dass dir bei einer Panikattacke heiß war, dann könnte die Angstzentrale bei Hitze losschießen – auch wenn wir einfach nur einen heißen Sommertag haben. Es kann sein, dass du bei einer Attacke Atemnot verspürt hast, dann könnte sie reagieren, wenn sich deine Atmung ändert – auch wenn das nur eine harmlose Atembeschleunigung beim Sport ist. Es kann sein, dass du eine Panikattacke im Supermarkt hattest, dann könnte deine

Angstzentrale dort reagieren. Es kann sein, dass dir bei einer Panikattacke dein Herz bis zum Hals geschlagen hat und sie ab sofort reagiert, wenn dein Herz schneller schlägt. Deine Angstzentrale möchte dich warnen: »Hey, ich erinnere mich da an etwas! Ich glaube, da ist was Schlimmes! Hier solltest du vorsichtig sein.«

Traumatherapeutisch sprechen wir bei diesen in uns eingespeicherten Erinnerungsfetzen von Triggern. Das sind Auslöser, die zu bestimmten körperlichen und emotionalen Reaktionen führen. Immer dann, wenn bestimmte Elemente einer quälenden Situation wieder auftauchen oder dich ein Gedanke oder ein Gefühl daran erinnert, löst dies eine Reaktion in dir aus. Der Begriff Trigger ist auch bei Angst relevant. Je länger wir unter Panikattacken leiden, desto mehr äußere Bedingungen und Körperreaktionen verknüpfen wir mit ihnen. Sie werden zu Triggern, durch die weitere Panikattacken ausgelöst werden können, was die Angst davor verstärkt. Darum reagiert die Angstzentrale immer öfter, schneller und intensiver. Sie wird übersensibel und produziert unzählige Fehlzündungen. Ein Grund mehr zu lernen, diese automatischen Abläufe zu durchschauen, zu unterbrechen und zu beruhigen.

FRAG DICH MAL DAS

Kennst du deine Fehlzündungen? Weißt du, worauf deine Angstzentrale blitzschnell reagiert, obwohl da keine Gefahr ist? Ist es der schnellere Herzschlag? Ist es die Supermarkt-Kasse? Oder die eine Stelle auf der Autobahn, wo du schon einmal eine Panikattacke hattest? Das Druckgefühl auf der Brust?

Das Herz bei Angst

Was passiert mit deinem Herz bei einer Panikattacke? Deine Angstzentrale wittert Gefahr. Dein Nervensystem schießt hoch in den roten Bereich. Alle körperlichen Prozesse für das Überleben werden eingeläutet. Dein Herz hüpft dir fast aus der Brust. Das macht enorme Angst. Doch die Wahrheit ist: Dein Herz tut genau das, was es soll. Es reagiert auf innere Signale – oft eben auf den Stress, den deine Angstzentrale produziert. Es schlägt schneller, weil dein Körper denkt, du musst gleich flüchten oder kämpfen. Biologisch ist das völlig klar. Aber psychisch fühlt es sich beängstigend an.

Was würde aber passieren, wenn du die Vorgänge komplett entspannt und neutral beobachten könntest, weil du weißt, dass du nicht in Gefahr bist? Dein Nervensystem würde sich relativ schnell wieder beruhigen und zuerst in den orangen Bereich wechseln, bis es wieder bei Grün ankommt. Das erklärt sich leicht anhand eines Beispiels: Wurdest du schon mal so richtig schlimm von jemandem erschrocken? Während du vielleicht gerade tief in ein Buch versunken warst? Du warst tiefenentspannt im grünen Bereich – und PLÖTZLICH ein lautes Geräusch. Was passiert? Du fährst herum, reißt die Augen auf, dein Puls schießt hoch, du hältst den Atem an, deine Muskeln erstarren. Blitzschnell hat deine Angstzentrale im Kopf den Alarmknopf gedrückt und das Nervensystem wurde aktiv. Es möchte dich ja schützen.

Im selben Moment, in dem du erkennst, dass sich dein Freund nur einen Scherz erlaubt hat, spürst du, wie deine Schultern heruntersacken, du die angehaltene Luft auspustest und vielleicht sogar einen tiefen Seufzer loslässt. Die vermeintliche Gefahr ist gebannt, du spürst wieder Sicherheit und alles in dir lässt los – weil du (also deine Angstzentrale) die Situation neu bewertest und richtig eingeordnet hast. Nämlich nicht als Gefahr! Die neue Bewertung löst in dir aus, dass dein Nervensystem in den grünen Bereich zurückwechseln kann und auch alle körperlichen Reaktionen wieder in ihren normalen Rhythmus und Zustand zurückkommen.

Du hast sicher schon öfters in deinem Leben beobachtet, dass deine Angstzentrale fälschlicherweise anspringt und sich durch eine neue Bewertung wieder beruhigt. Die Vorgänge, die dadurch ausgelöst wurden, wirst du wahrscheinlich völlig richtig einordnen können. Für dich ist es logisch, dass dein Herz gerade schneller geschlagen hat. Es ist logisch, dass du den Atem angehalten hast. In dieser Schocksituation würdest du dies niemals hinterfragen, weil der Körper nun mal so reagiert. Du bewertest diese Vorgänge nicht als aufwühlend oder bedrohlich wie bei einer Panikattacke. Halte hier inne und mach dir bewusst: Die Bewertung der Körperreaktionen spielt eine große Rolle. Wenn du Herzschlag und Atmung nicht als bedrohlich bewertest, regulieren sie sich schnell wieder in ihren normalen Rhythmus zurück. Dein Nervensystem ist dafür zuständig. Es kümmert sich automatisch darum.

Noch ein Beispiel: Genauso ist es, wenn du den Bus erwischen willst, aber noch mal zurück sprintest, weil du deine Geldbörse vergessen hast. Dein Herz wird intensiv pochen. Wenn du kein Angstthema hast, wirst du diesen schnellen Herzschlag nicht einmal wahrnehmen oder ihn wahrnehmen, aber als völlig normal einstufen – weil dir der völlig normale biologische Ablauf bewusst ist. Anstrengung: Herz schlägt schneller. Anstrengung lässt nach: Herz schlägt wieder langsamer und kommt zurück in seinen üblichen Rhythmus. Wenn du deine Geldbörse geholt und den Bus erwischt hast, was wirst du tun? Du wirst dich setzen, automatisch deine Muskeln entspannen, langsamer atmen und ganz von selbst wird dein Herz ruhiger. Darum machen dir die Änderungen deines Pulses keine Angst. Du bewertest sie nicht als bedrohlich. Du weißt, dein Herz beruhigt sich gleich wieder. Wie von selbst kommst du von Rot oder Orange nach Grün. Dein Nervensystem wechselt je nach Anforderung zwischen diesen Zuständen hin und her. Das ist völlig normal und sogar wichtig.

Bei Menschen mit Panikattacken ist das jedoch anders. Sie bewerten körperliche Veränderungen, zum Beispiel den schnelleren Herzschlag, als lebensbedrohlich, fokussieren sich nur mehr darauf. Vor dem inneren Auge laufen die schlimmsten Horrorszenarien ab und sie katapultieren sich damit in die nächste Panikattacke. Logisch – die Angst hat ja immer ihre Finger mit im Spiel! Das Problem ist also, dass wir unsere (falsche) Interpretation des körperlichen Vorgangs für die Realität halten.

Das Doofe an Panikattacken ist, dass der wichtige Impuls an das Gehirn fehlt: »Hier und jetzt ist keine Gefahr!« Daher bleibt es im Panikkreislauf stecken. Es braucht eine neue Bewertung, um die Idee, dass gerade eine Gefahr besteht, revidieren zu können. Und die kannst du ihm ab sofort geben.

#3 DEIN NEUER WEG: KORRIGIERE DEINE BEWERTUNG!

Wenn du Panikattacken überwinden willst, die mit deinem Herz oder Puls zu tun haben, wird es darum gehen, deine Herztätigkeit wieder als den normalsten körperlichen Prozess einstufen zu können. Auch wenn es mal schneller schlägt, auch wenn es mal rast, auch wenn es mal fast aus der Brust hüpft oder stolpert. Auch wenn der Puls mal raufgeht, auch wenn die Pulsuhr sich meldet. Ja, ich weiß, das hört sich total unrealistisch an, wenn du schon länger unter diesen Empfindungen leidest. Aber: Eine Panikattacke entsteht dann, wenn du diese Vorgänge als (lebens-) bedrohlich bewertest. Bewältigung von Panikattacken bedeutet also immer: ängstliche Bewertung von körperlichen Vorgängen aufgeben und körperliche Vorgänge als das Normalste auf der Welt sehen können. Wie kann das gelingen?

DEINE PRAXIS:

NEUBEWERTUNG EINER INTENSIVEREN HERZTÄTIGKEIT

Schritt 1: Wahrnehmen. Nimm eine lockere Körperhaltung ein. Atme ruhig und entspanne deine Muskeln. Bereite dich darauf vor, dass du nun alle Vorgänge deines Körpers völlig emotionslos vorüberziehen lässt. Nimm für den Moment einfach wahr, was sich in dir tut. Du musst dich nicht auf eine bestimmte Körperregion fokussieren.

Da ist also dein Körper und er arbeitet für dich. Vielleicht spürst du, dass dein Herz jetzt, wo du darauf achtest, ein kleines bisschen schneller schlägt und der Puls hochgeht. Nimm dies einfach wahr, aber bewerte es nicht. Versuche, den Vorgang objektiv zu beschreiben, ohne emotional darauf einzusteigen. Nimm eine neutrale Beobachterrolle ein. Dein Herz darf schneller schlagen, dein Puls darf raufgehen, das ist völlig okay. Das sind natürliche Vorgänge deines Körpers. All dies lässt sich biologisch erklären. Nimm einfach emotionslos wahr, was in dir passiert.

Du kannst dir sagen: »Okay, mein Herz pocht gerade schneller. Aha, da spüre ich einen Herzstolperer. Ganz viele Menschen haben das. Da ich das ärztlich abgeklärt habe, weiß ich, dass mein Herz das gut aushalten kann.«

Schritt 2: Zulassen und akzeptieren. Wenn Panik auftaucht, wollen wir die Körperreaktionen und Gedanken meist abwehren und uns dagegen sperren. Dadurch wird aber noch mehr Adrenalin in uns produziert, was wiederum die Angst befeuert. Lass daher all die Gefühle, Gedanken und Körperempfindungen, die dabei auftauchen, Schritt für Schritt zu. Sie können dir nichts tun. Dieses Zulassen fühlt sich anfangs ziemlich bedrohlich an. Du wirst im nächsten Kapitel noch mehr dazu erfahren.

Du kannst dir sagen: »Es ist jetzt gerade so, dass mein Herz schneller schlägt. Das darf sein. Ich erlaube es ihm sogar. Das Herz schlägt bei jedem mal schneller und mal langsamer. Das akzeptiere ich und wehre mich nicht dagegen. Je weniger Widerstand ich leiste, umso schneller kann sich mein Nervensystem regulieren.«

Schritt 3: Einordnen und Klarheit schaffen. Wenn dein Puls in die Höhe geht, dann zeigt dies einfach, dass dein Körper gerade mehr für dich arbeitet. Du hast ja nun schon einiges zu den Körperreaktionen bei Angst gehört und kannst sie besser einordnen. Dieses Wissen darfst du dir immer wieder in Erinnerung rufen und dir von ihm dabei helfen lassen, ruhig zu bleiben und die Vorgänge einfach geschehen zu lassen. Dein Herz könnte einen Marathon und noch viel mehr aushalten. Vertraue ihm.

Das kannst du dir sagen: »Mein Nervensystem fährt gerade hoch und löst den höheren Puls aus. Mein Herz kann das. Es darf schneller werden. Mein Herz ist dafür gebaut, gut damit umgehen zu können.«

Schritt 4: Bewertung hinterfragen und ändern. Mach dir klar, dass dir die Angst gerade sagen will, dass es etwas Schlimmes ist. Aber das entspricht nicht der Wahrheit. Es ist die Bewertung der Angst, die so glaubhaft wirkt, dass du immer wieder darauf hereinfällst. Akzeptiere, dass du diese Bewertung nicht sofort wegschieben kannst. Eigentlich ist es nur das Nervensystem, das hochschießt, weil du gerade Angst hast. Ein schneller Herzschlag ist nichts Bedrohliches, sondern ein normaler körperlicher Vorgang, der durch Angst ausgelöst wird.

Das kannst du dir sagen: »Es ist der Job der Angstzentrale, dass sie mich auf Gefahren hinweist. Ich habe die Situation geprüft und es ist alles gut. Ich bin gesund. Ein schnellerer Herzschlag oder Puls zeigt nur, dass mein Körper gerade arbeitet, wie beim Joggen oder wenn ich die Stufen zu schnell hinaufgehetzt bin. Es ist der Job meines Herzens, zu schlagen. Manchmal schneller, manchmal langsamer.«

Schritt 5: Fokus verschieben und vertrauen. Je mehr wir auf eine Körperreaktion oder -empfindung »starren«, uns damit beschäftigen und darauf fokussieren, umso stärker wird sie. Wenn du die bisherigen Schritte durchlaufen hast, kannst du deinen Fokus sanft davon wegnehmen. Damit meine ich nicht, dass du dich hektisch ablenkst. Sondern, dass du der Angst und ihren Spielchen nicht allzu viel Aufmerksamkeit schenkst. Wenn du eine Pulsuhr trägst und im Minutentakt panisch alle Werte prüfst, dann lege sie ab. Kontrolle hilft uns hier nicht weiter. Vertrauen ist wichtiger. Dein Körper macht das schon. Mach dir eine Liste, mit welchen sinnvollen Dingen du dich beschäftigen kannst, nachdem du dich ausreichend um die Körperreaktion gekümmert hast. Und dann tu etwas anderes.

Das kannst du dir sagen: »Ich befasse mich nun mit Dingen, die mir wichtig sind, mache einen Spaziergang oder unterhalte mich mit jemandem. Wenn ich nicht andauernd auf die Körperempfindung starre, wird sie weniger und verschwindet wieder.«

GEHEIMTIPP

Wenn dich solche Körperreaktionen wie dein Herzschlag über viele Monate panisch gemacht haben, dann wird es einige Zeit brauchen, dass du in diesen neutralen Wahrnehmungsprozess einsteigen kannst, ohne in Panik zu verfallen. Merke dir folgenden Ablauf: Wahrnehmen – Innehalten – Zulassen – Beruhigen – Weitermachen.

Die Angst zieht unsere Aufmerksamkeit mit voller Kraft auf das Angstthema. Viele Betroffene beschäftigen sich tagelang nur mehr panisch mit ihrem Körper. Andere wiederum lenken sich andauernd hektisch davon ab – was meist wenig Wirkung zeigt, weil sich die Angst immer wieder aufdrängt. Leg dir daher eine emotionslose Haltung zu. Du nimmst es wahr, ordnest es ein, lässt es zu und wendest deinen Fokus dann wieder davon weg. Du musst die Bewertung der Angst nicht glauben. Es ist ihre Interpretation, nicht die Realität. Du darfst eine andere haben. Versuche mal, nicht darauf zu reagieren, wenn die Angst mit ihren Geschichten kommt.

Es braucht hier wirklich beides: eine gewisse neutrale Aufmerksamkeit und dann ein Weglenken, weil wir der Angst nicht die volle Aufmerksamkeit schenken wollen. Für mich war so wichtig zu verstehen: Wenn ich meine Reaktion auf die Angst verändere, kann sich die Angst verändern.

ERINNERE DICH DARAN

Das Herz reagiert automatisch, weil das Nervensystem ihm einen Auftrag gegeben hat. Wenn du diese Vorgänge ängstlich beäugst, werden sie verstärkt. Es ist ein Prozess, der sich aufschaukelt. Geh einen Schritt zurück und hinterfrage deine Bewertung. Wenn du einen körperlichen Vorgang nicht ängstlich bewertest, kann er dich nicht berühren. Sag dir: »Diese Meinung der Angst entspricht nicht der Realität.« Komm in deine Klarheit zurück. Es ist nur dein Nervensystem.

SAG DIR DAS

»Ich lege mir eine neue Umgangsform mit meinen Körperreaktionen zu. Ich zucke nicht mehr zusammen und glaube der Angst nicht mehr alles. Ich wende mich ihnen Schritt für Schritt zu, nehme sie unter die Lupe, ordne sie richtig ein und kann sie so wieder loslassen. Wahrnehmen – Innehalten – Zulassen – Beruhigen – Weitermachen. Ich muss nicht auf alles reagieren, was mir die Angst vor die Füße wirft. Ich entscheide selbst, was ich glaube.«

VERSUCH ES MAL SO

Wenn du mittlerweile Sport und Bewegung vermeidest, weil dein Herz schneller schlägt und du das mit Panik verbindest, dann überlege dir das: Durch diese Schonhaltung wird das Herz-Kreislauf-System nicht mehr trainiert. Das hat zur Folge, dass sich das Herz schon bei kleineren Bewegungen mehr anstrengen muss, weil es im Alltag nicht mehr viel leisten muss. Außerdem sind wir den schnelleren Herzschlag auch nicht mehr gewohnt. Dadurch werden wir in unserer Annahme immer wieder bestätigt, dass irgendetwas nicht stimmt, wenn das Herz mal etwas schneller wird. Es macht jedes Mal Angst.

Wenn du diese Angst überwinden möchtest, wird es wichtig sein, deine Schonhaltung zu verlassen. Bau regelmäßige Bewegung in deinen Alltag ein und gewöhn dich wieder an eine flexible Herztätigkeit. Geh mal ein paar schnellere Schritte und nimm wahr, was passiert. Überfordere dich nicht. Du musst ja nicht gleich im roten Bereich ankommen. Orange dient als Übungsfeld. Es geht darum, dein Herz nicht mehr als deinen Feind zu sehen, sondern als wichtiges Organ, das dich unterstützt.

#4

»Ich spüre komische Sachen im Körper!«

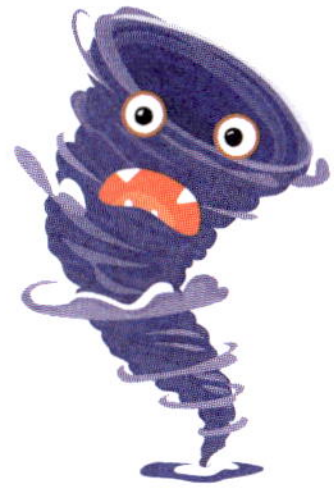

Mal zwickt es hier, mal zwackt es dort. Ein Kribbelgefühl. Ein Druck in einem Körperteil. Leichte Taubheit. Ein Schmerz. Ein Ziehen in einer Körperregion. Ein eigenartiges Kloßgefühl im Hals. Menschen, die unter Ängsten und Panikattacken leiden, können ein Lied davon singen. Der Körper macht komische Sachen und die Angstzentrale reagiert darauf. Und zwar mit voller Kraft. Du weißt ja schon, sie ist bei vielen von uns ziemlich übersensibel eingestellt und reagiert zu schnell und zu häufig. Sie präsentiert die schlimmsten inneren Bilder, sagt uns, dass die körperliche Empfindung auf etwas Lebensbedrohliches hinweist, das wir wahrscheinlich nicht überleben werden. Wir laufen zum Arzt. Der Befund: keine Auffälligkeiten, alles normal. Wir verstehen nicht, warum der Arzt nichts findet. Wir bilden uns das ja nicht ein! Wir spüren das ja wirklich! Wenn wir unser »Symptom« dann ständig ängstlich im Blick haben, wird es noch stärker und wir werden in der Annahme bestätigt, dass wir es mit etwas ganz Tragischem zu tun haben. Die nächste Panikattacke steht vor der Tür.

Ich bezeichne diese Symptome als Körpersignale. So nenne ich alle Körperreaktionen, die mit der Angst zu tun haben, für die es keine medizinische Ursache gibt und die durch Angst verstärkt werden. Sie gehören zur Angst und sagen nichts über deinen gesundheitlichen Zustand aus. Und wie du ja immer wieder von mir liest, solltest du körperliche Phänomene, die du nicht kennst, natürlich ärztlich abklären lassen. Solche Körperreaktionen kennt jeder. Auch bei Menschen ohne Panikattacken zwickt es mal hier und mal dort, aber sie reagieren in den allermeisten Fällen nicht darauf und darum verschwinden diese Erscheinungen einfach wieder. Unser Körper arbeitet eben und da bewegt sich mal dieses oder jenes oder es gibt mal eine ungewohnte Empfindung.

Manchmal ist es auch einfach unser überlastetes Nervensystem, das für diese Empfindungen verantwortlich ist. Wenn es lange im Alarmzustand war, reagiert der Körper intensiver und empfindlicher. Menschen, die unter Panikattacken leiden, nehmen die Vorgänge ihres Körper auch intensiver wahr als Menschen ohne Angst. Hier entwickelt sich oft wirklich eine starke Übersensibilität gegenüber allem, was sie in sich spüren. Die Angstzentrale hat zu jedem Körpersignal die passende Horrorstory parat.

Wir müssen allerdings nicht auf alles reagieren, was der Körper macht. Manchmal kann eine Haltung der Reaktionslosigkeit helfen. Und genau das ist unser nächster Ansatzpunkt.

FRAG DICH MAL DAS

Kennst du deine Körpersignale? Kennst du einige dieser »Symptome«, die eigentlich keine sind? Wie reagierst du darauf? Springt deine Angstzentrale darauf an? Frag dich auch, welche Körpersignale du kennst, die nicht mit Angst verknüpft sind. Sicherlich zwickt es auch mal hier und da in deinem Körper, ohne dass du dir gleich Sorgen machst. Genau das kann dir helfen zu erkennen: Dein Körper arbeitet. Und manchmal spürst du das. Wenn du auf solche Signale blicken kannst, ohne dass gleich die Angst anspringt, dann weißt du, woran wir hier gemeinsam arbeiten: Mehr Sicherheit im Körper. Mehr Vertrauen in dich.

Ein Name für das Körpersignal

Ich hatte in meiner Zeit der Panikattacken unzählige komische Körpersignale: Druck in der Brust, Kribbeln im Arm, Gluckern im Bauch, ein zuckendes Auge. Und ich war mir immer wieder sicher: Das muss etwas Schlimmes sein. Ich habe alles ärztlich abklären lassen und das Ergebnis war jedes Mal dasselbe: Körperlich war nichts zu finden. Irgendwann wurde mir klar: Diese Körpersignale sind Ausdruck meines überlasteten Nervensystems. Nicht gefährlich – aber unangenehm. Und irgendwie auch nervig.

Was mir geholfen hat? Ich habe begonnen, diesen Empfindungen lustige Namen zu geben. Der stechende Punkt in der Brust? Herr Piek. Das Kribbeln im Arm? Frau Ameise. Das Gluckern im Bauch? Tante Blubba. Und jedes Mal, wenn das Körpersignal wieder auftauchte, habe ich innerlich gesagt: »Aha, du bist also wieder da, Herr Piek. Ich kenne dich ja schon.« Ich habe innegehalten, mich dem Körpersignal zugewandt, es begrüßt, mich mit meiner inneren Ruhe verbunden, ruhig geatmet, mir gesagt, dass mein Nervensystem gerade reagiert, und dann weitergemacht. Keine Panik mehr. Kein Drama. Nur ein kurzer Gruß – und die Erinnerung: Ich habe dich schon öfter gespürt. Und lebe noch.

Diese kleine Übung hat mir geholfen, mich zu distanzieren und das Körpersignal nicht mehr als Bedrohung, sondern als bekannten Besucher wahrzunehmen. Nicht willkommen, aber auch nicht gefährlich. Und mit der Zeit kamen sie seltener. Und wurden leiser.

Differenzierter hinschauen

Für die meisten Körpersignale gibt es recht logische Erklärungen. Tatsächlich kommen viele Missempfindungen durch Verspannungen oder normale Tätigkeiten des Organismus zustande. Und das umso mehr, wenn unser Körper übermäßig angespannt ist, weil wir schon länger unter Angst leiden und das Nervensystem im Daueralarmzustand ist. Ich höre immer wieder von Menschen, die im

Hals-, Brust- und Nackenbereich so verspannt sind, dass dadurch Schmerzen, Enge- und Druckgefühle entstehen. Nichts Lebensbedrohliches, obwohl es sich für manche wie eine ernste Krankheit anfühlen kann.

Mundtrockenheit ist ebenfalls ein Körpersignal, das viele Angstgeplagte kennen. Bei Angst wird die Speichelproduktion eingedämmt, weil die Verdauung langsamer funktioniert – sie wird ja für Kampf oder Flucht nicht gebraucht. Dies führt dazu, dass sich der Mund dauernd trocken anfühlt und das Schlucken und Sprechen unangenehm ist. Oft gehen Betroffene nur noch mit einer Wasserflasche aus dem Haus, um den Mund stetig befeuchten zu können. Und auch hier: ein biologisch erklärbares Phänomen, das wir nur leider ängstlich bewerten – und damit verstärken.

Wenn die Angstzentrale sehr sensibel eingestellt ist, dann ist die Angst meist vorschnell in ihren Bewertungen. Irgendetwas fühlt sich anders als sonst an: Zack, die Angst ist zur Stelle. Irgendetwas erzeugt ein doofes inneres Bild: Angst. Die Folge kann sein, dass in Zukunft immer, wenn ein ähnliches Druckgefühl, ein Zwicken, ein Engegefühl auftaucht, die Angstzentrale anspringt. Wenn du zum Beispiel auf ein Kribbelgefühl im rechten Arm mit schlimmen inneren Bildern (»Das muss ein Herzinfarkt sein! Ich sehe schon, wie mich meine Liebsten im Krankenhaus besuchen.«) und einer Panikattacke reagiert hast, dann findet in deinem Gehirn eine Verknüpfung statt. Das Kribbelgefühl wird mit Panik verbunden. Das kann bei allen anderen Körperreaktionen und auch Situationen so ablaufen.

Achtung, falsch verknüpft!

Ich nenne diese Verbindungen zwischen einem harmlosen Körpersignal und der Panik falsche Verknüpfungen. Beim Erleben einer Panikattacke stellt unser Gehirn aufgrund der intensiven Emotionen solche Verknüpfungen her. Das heißt, es verknüpft über neuronale Netzwerke eine Sache mit der anderen und speichert sie gemeinsam ab. Es legt sozusagen die Panikempfindung und das Kribbeln im Arm, das von einer Nackenverspannung herrührt, in die gleiche Schublade. Oder es verknüpft das Kloßgefühl, das vielleicht nur auf eine Verspannung im Hals hinweist, mit Panik. Das Druckgefühl auf der Brust, das vielleicht nur auf eine ungünstige Haltung bei der PC-Arbeit zurückzuführen ist, wird mit Panik verbunden.

Falsche Verknüpfung nenne ich sie deswegen, weil ja all diese Phänomene erst einmal gar nichts direkt mit Panikattacken zu tun haben. Es sind nur Körperreaktionen und Empfindungen, die durch unsere Angstzentrale angstvoll bewertet und falsch verknüpft werden – nämlich mit Panik. Das können teilweise auch komplett sinnlose Verknüpfungen sein. Unser Gehirn verbindet diese zwei Dinge einfach, weil sie miteinander aufgetreten sind. Sie werden in einem Netzwerk im Gehirn miteinander abgespeichert, ohne dass es eine rationale Erklärung dafür gibt.

Je höher die emotionale Ladung, umso stärker die Verknüpfung. Logisch: Immer wenn etwas mit intensiver Angst erlebt wird, was für unser Gehirn ein hohes Gefahrenlevel bedeutet, will es sich das besonders gut merken, um uns in der nächsten Situation davor warnen zu können. Das Blöde ist nun, wenn eine dieser harmlosen körperlichen Veränderungen oder Körpersignale auftritt, dann wird das neuronale Netzwerk aktiv, in dem beide Dinge miteinander verbunden sind. Wenn also die eine Sache aus der Schublade springt, wird auch die damit verknüpfte Sache aktiviert. Wenn du also in Zukunft wieder genau solche Kribbelgefühle im rechten Arm hast, dann wird die Verknüpfung zur Panikattacke aktiv und du schlitterst in diese Gefühle hinein. Die Verknüpfungen funktionieren aber auch in die gegensätzliche Richtung: Wenn du eine Panikattacke hast, können diese Körpersignale leichter auftreten. Ein ungünstiger Teufelskreis, weil die Verknüpfung immer stärker werden kann und die Angstzentrale bald auf alles Mögliche reagiert, das wir im Körper spüren. Dies gilt es zu ändern. Und das ist möglich.

Wie können wir nun damit umgehen?

Hast du schon einmal davon gehört, dass du Gefühle, Gedanken und Körperempfindungen einfach zulassen sollst? Auch die bei einer Panikattacke.

Ja, genau. Ich hoffe, ich habe dich gerade nicht zu sehr geschockt. Ich weiß nämlich, das hört sich ziemlich bedrohlich an, wenn wir bis jetzt immer versucht haben, diesen Gefühlen und Zuständen zu entkommen. Die Haltung des Zulassens ist eine der effektivsten, aber gleichzeitig auch eine der schwersten, wenn wir Panikattacken bewältigen möchten. Sie zeigt uns eine neue Möglichkeit des Umgangs mit diesem Gefühlstornado. Wir begeben uns mitten in das Auge des Hurrikans. Anfangs denken wir, das schaffen wir niemals. Mittendrin bemerken wir, dass wir es durchaus aushalten können. Schauen wir uns gemeinsam an, was damit gemeint ist.

#4 DEIN NEUER WEG: LASS ZU, WAS KOMMT, UND SAG JA DAZU

Um Panikattacken zu überwinden, dürfen wir lernen, sie widerstandslos zuzulassen. Es würde mich nicht wundern, wenn du das Buch jetzt zuklappst und dich fragst, ob ich von allen guten Geistern verlassen bin. Und glaub mir, vor einigen Jahren hätte ich dasselbe getan. Vor einigen Jahren hätte ich gefragt: »Wie bitte?!? Jetzt habe ich jahrelang gegen die Panik gekämpft, sie mir mit allen möglichen Mitteln vom Leib gehalten und nun soll ich den Kampf einfach aufgeben? Nun soll ich sie zulassen?!? Ich bin doch nicht lebensmüde!«

Durch diesen jahrelangen Kampf gegen die Panik ist die Abwehrhaltung in mir so massiv geworden und die Panik gleichzeitig so groß und übermächtig, dass ich mir keine Sekunde lang hätte vorstellen können, auch nur einen Funken dieses Gefühls zuzulassen. Ich hätte den Eindruck gehabt, dass mich der Paniktornado mit Haut und Haar auffrisst und ich das nicht überlebe. So groß war die Angst. Gleichzeitig musste ich zugeben, dass ich die Panikattacken mit der Wegdrück-Strategie nicht überwunden hatte – ehrlicherweise bewegte ich mich sogar immer noch weiter in die Panikspirale hinein. Doch indem ich meine Strategie vom Wegdrücken hin zum Zulassen verlegte, passierte der entscheidende Wendepunkt bei meiner Angstbewältigung.

Bist du zumindest neugierig geworden? Ich werde dir gleich eine Übung vorstellen, mit der du Gedanken, Gefühle und Körperempfindungen, so weit es für dich jetzt gerade möglich ist, zulässt. Und die Betonung liegt auf: so weit es für dich jetzt gerade möglich ist. Für den Beginn kann es auch schon reichen, dir diese Übung einfach einmal durchzulesen. Du kannst dir auch erst noch weitere Tools aus diesem Buch aneignen und dann noch mal zu diesem zurückkommen. Wenn unser Nervensystem schon lange im roten Bereich herumschwirrt, dann braucht es viel Sicherheit. Es geht nicht darum, es mit dieser Übung in den roten Bereich zu drängen und dort allein zu lassen, sondern schrittweise zu üben.

Du kannst diese Methode zu Beginn auch als »Trockenübung« nutzen, wenn du gerade nicht panisch bist und dein Nervensystem ziemlich ruhig ist. Wenn du sie ein bisschen geübt hast, kannst du sie in einer Unruhesituation versuchen und später dann bei einer Panikattacke. Ich erzähle dir also von dieser Übung und stelle sie dir vor – und du entscheidest für dich, wann und wie intensiv du dich ihr zuwenden möchtest. Für den Moment genügt es, wenn du dich einfach mit dieser Idee, die hinter dieser Strategie steckt, vertraut machst. Und wenn du es dir zutraust, dann kannst du sie ohne Druck durchführen.

Es geht ums Zulassen. Es geht darum, Ja zu dem Gefühl zu sagen, das gerade da ist. Ja zu den Gedanken zu sagen, die gerade da sind. Ja zu den Körperempfindungen und Körpersignalen zu sagen, die sich gerade zeigen. Du verbindest dich innerlich mit deiner Ja-Haltung. Und das bedeutet nicht, dass du mit diesem Ja einem Gedanken, einem Gefühl oder einer

Körperempfindung inhaltlich zustimmst, sondern, dass du sie zulässt und es für dich okay ist, dass sie gerade da sind. Es ist ein neutrales Ja. Du lässt sie also da sein – zumal sie ja sowieso da sind. Du fühlst, was da ist und was sich zeigt. Du wehrst dich nicht mehr dagegen.

Deine Aufgabe ist es, einfach alles kommen zu lassen, was kommt. Völlig widerstandslos. Du brauchst die Vorgänge nicht bewerten, nicht kommentieren, nicht verändern. Lass die Unruhe, lass die Aufgewühltheit, lass den Tornado einfach kommen. Auch wenn er dich fast umreißt, du lässt einfach alles geschehen, was eben geschieht.

Das hört sich für dich sicher sehr bedrohlich an. Lass diese Idee des Zulassens einfach mal auf dich wirken. Dir kann nichts passieren. Die Wucht einer Panikattacke entsteht deswegen, weil wir so starke Gegenwehr leisten: in den Gedanken, der Gefühlsebene und im Körper. Wenn du die Panikattacke einfach geschehen lässt, wenn du sie einfach widerstandslos durch dich durchrauschen lässt, dann geht sie schneller vorbei, als du dir vorstellen kannst.

Deine innere Haltung bei dieser Übung

Für die folgende Übung ist es wichtig, dich mit einer klaren inneren Haltung zu verbinden, mit einer Haltung der Akzeptanz. Du akzeptierst widerstandslos alles, was auf dich zukommt. Du bleibst im Hier und Jetzt präsent. Du kämpfst nicht gegen das, was da ist. Du musst nichts aktiv tun, lenkst dich aber auch nicht ab. Du schaust dem, was ist, ins Gesicht. Wenn Angst da ist, schaust du ihr in die Augen. Du drehst dich nicht weg. Du nimmst wahr, was passiert. Wie wenn es nichts mit dir zu tun hat. Du lässt einfach alles zu.

Du kannst dir vorstellen, wie alles, was die Angst erzeugt, durch dich hindurchfließt. Es kommt zu dir und ohne deine Gegenwehr kann es einfach abfließen. Du bleibst in einer aufmerksamen Wachsamkeit, mischst dich aber nicht ein. Egal, was passiert. Egal, was die Angst macht. Egal, was sie sagt. Du bewertest die Vorgänge nicht. Du reagierst einfach nicht auf das, was sich zeigt. Du bist in deiner Klarheit und in deiner Stärke. Du entscheidest, dass du den Gefühlen erlaubst, da zu sein. Du bleibst in deiner Ruhe, auch wenn es rund um dich tobt. Lass den Tornado kommen. Er kann dir nichts tun. Du bleibst. Der Tornado geht wieder.

DEINE PRAXIS:
ZULASSEN, WAS DA IST

Leg dich auf den Boden, auf eine Matte oder einen Teppich. Es sollte ein möglichst flacher, eher harter Untergrund sein. Mach dich lang. Lockere deine Muskeln. Lass dein ganzes Gewicht auf den Boden sinken. Atme ruhig durch die Nase ein und lang durch den Mund wieder aus. Du kannst die Augen schließen oder dir einen Punkt an der Decke suchen, auf dem du deinen Blick ruhen lässt. Ganz sanft. Ohne Anstrengung.

Und nun: Öffne die Schleusen. Mach das Ventil auf.

Lass alles zu, was sich gerade zeigen möchte. Alles, was kommt, kommt. Sag ein neutrales Ja zu allem, was du spürst, denkst und fühlst. Du gibst deine Erlaubnis, dass alles da sein darf. Du wehrst dich nicht mehr. Du lässt alles zu. Alle Gefühle, die kommen, dürfen kommen. Die Gedanken, die da sind, dürfen einfach da sein. Der Körper fühlt sich so an, wie er sich eben gerade anfühlt. Und wenn da Angst ist, dann ist da Angst. Und wenn da Panik ist, dann ist da Panik. Sag auch hierzu Ja. Ein neutrales Ja.

Du musst gar nichts tun. Nichts kontrollieren. Lass alles einfach geschehen. Atme dabei ruhig und gleichmäßig. Mach dich ganz schwer. Wie wenn du in den Boden einsinkst. Du hast gerade sonst keine Aufgabe. Du musst dich um nichts kümmern. Musst nichts lösen. Wenn Gedanken auftauchen, dann nimm sie wahr und kommentiere sie nicht. Es sind einfach Gedanken. Du musst sie nicht verändern. Sie dürfen einfach da sein oder vorbeiziehen, was auch immer sie tun. Es ist nicht deine Aufgabe, sie zu kontrollieren.

Atme ruhig durch die Nase ein und lang durch den Mund wieder aus. Lass deinen Körper noch schwerer werden. Im Liegen wird er als Ganzes gehalten. Du musst deinen Oberkörper nicht aufrechthalten. Du musst deinen Kopf nicht halten. Du wirst gehalten. Lass es zu, lass dich halten. Lass dich einfach in diesen Moment hineinfallen. Und lass deinen Körper von selbst arbeiten. Er macht seinen Job ohnehin. Egal, ob du dich einmischst oder nicht.

Du lässt für den Moment alle Gefühle da sein. Du gibst dein völliges Ja dazu. Du fühlst, was in dir auftaucht. Du gehst in die Akzeptanz. Widerstandslos. Die Gefühle kommen und sie gehen auch wieder, wann immer sie möchten. Es kann sein, dass sich Angst zeigt, dass sich sogar Panik aufbäumt. Du kämpfst nicht mehr dagegen an. Du lässt los. Du bist ein neutraler Beobachter der Vorgänge. Sie passieren einfach. Du beobachtest nur und bewertest nichts.

Atme ruhig. Erwarte nichts von dir. Erwarte nichts von der Situation. Erwarte nicht, dass sich etwas verändert. Du bist einfach nur da. Im Moment. Du kannst immer wieder spüren, wie dein Körper schwer auf dem Boden liegt.

Wenn dein Herz schneller schlägt, dann lass es schneller schlagen. Wenn sich ein Körperteil oder ein Körpersignal komisch anfühlt, dann lass es sich komisch anfühlen. Wenn Gedanken kommen, dann lass sie kommen. Du machst einfach nichts. Du gibst keine Bewertung ab. Dein Job ist es nur, zu liegen und zu atmen. Alles andere, was geschieht, geschieht einfach. Lass es geschehen. Lass es durch dich hindurchfließen. Lass es zu. Gib dein neutrales Ja dazu. Nimm einfach wahr, was passiert.

Mit etwas Übung wirst du bemerken, dass dein Nervensystem herunterfährt, wenn du einfach nur zulässt und wahrnimmst, was passiert. Nimm auch die Veränderungen, wenn sich dein Nervensystem reguliert, einfach wahr. Dein Herz wird wieder langsamer, auch wenn es vielleicht Zeit braucht. Dein Atem findet wieder in seinen normalen Rhythmus – gib ihm alle Zeit der Welt. Deine Muskeln lockern sich, ganz entspannt. Deine Gedanken ordnen sich und werden klarer und klarer. Deine Gefühle beruhigen sich und plötzlich wirst du etwas mehr Ruhe in dir spüren. Der Tornado zieht vorbei. Und das ist das Ziel dieser Übung: den Sturm mit möglichst wenig Gegenwehr vorüberziehen zu lassen.

Na, wie hört sich das an?

Vielleicht sitzt du noch immer ungläubig vor diesen Zeilen und denkst dir, dass du das nie schaffen kannst. Glaub mir, vor ein paar Jahren ging es mir ähnlich. Die Angst und all ihre Zustände, Reaktionen und Empfindungen zuzulassen, hörte sich für mich wie das Bedrohlichste der ganzen Welt an. Aber glaub mir, es kann das Befreiendste auf der ganzen Welt sein.

Lass das Gelesene erst einmal wirken, wenn es dir noch zu viel erscheint. Wenn du soweit bist, kehrst du hierher zurück und versuchst es. Wenn du diese Übung als Trockentraining (ohne Panikattacke) ein paar Mal durchgeführt hast, dann hast du vielleicht gespürt, wie sich Entspannung in dir breit macht. Du hast dann wahrscheinlich gemerkt, wie du in den Ruhemodus kommst. Stress dich nicht, wenn du es nicht gleich schaffst. Wenn dein Nervensystem schon längere Zeit außer Rand und Band ist, dann braucht es einiges an Geduld, bis du die erste Erleichterung wahrnimmst. Bleib unbedingt dran. Und wenn sich schon ein bisschen Beruhigung in dir breit gemacht hat, dann sei dir gewiss: Du bist auf dem besten Weg, zu lernen, dich von Aufregung in die Ruhe zurückzubringen. Diese Methode kann dir helfen, eine Panikattacke abklingen zu lassen. Wenn wir von Aufregung in die Ruhe zurückkommen, dann beruhigt sich unser Körper ganz automatisch. Dein Nervensystem reguliert sich in die Entspannung zurück, wenn du es seine Arbeit tun lässt.

Es geht also darum, die Gefühle, Gedanken und Körperempfindungen einfach widerstandslos zuzulassen. Sie durch dich hindurchfließen zu lassen. Du sitzt im Auge des Tornados und lässt den Sturm toben. Du läufst nicht davon. Du lenkst dich nicht ab, sondern bleibst ganz klar und aufmerksam. Du versuchst nicht, den Körper oder den Kopf in irgendeine Richtung zu verändern. Mir hat es geholfen, mich anfangs nur auf meinen Atem zu konzentrieren und alles andere mit mir geschehen zu lassen. Du atmest ein. Atmest aus. Atmest ein. Atmest aus. Nimm die kleinsten Anzeichen der einsetzenden Beruhigung ganz bewusst wahr. Dies ist dein Zielzustand. In diesen Bereich wollen wir zurückkommen – aber ganz ohne Druck.

Wenn du dich mit dieser Übung vertraut gemacht hast, dann wirst du bemerken: Es kann dir nichts passieren. Du kannst es mit der Angst aufnehmen. Du kannst ihr in die Augen schauen. Sie kann dir nichts tun. Sie geht wieder, wenn du nicht gegen sie kämpfst und nicht auf ihre Spielchen einsteigst. Und genau darum geht es bei der Bewältigung von Panikattacken: Lass alles, was kommt, kommen. Es ist nicht deine Aufgabe, darauf zu reagieren. Es ist nur eine Fehlzündung. Das ist der Schlüssel.

Du kannst diese Übung auch im Sitzen machen, sie hat dieselbe Wirkung. Für den Beginn sollte es auf alle Fälle ein ruhiger, für dich vertrauter Ort sein. Wenn du dich schon sicherer fühlst, wirst du sehen, dass du diese Ja-Haltung der Angst gegenüber auch an anderen Orten einnehmen kannst und dabei nicht mehr sitzen oder liegen musst. Du kannst die Methode dann auch im Stehen in der U-Bahn oder im Supermarkt anwenden.

Diese Übung hilft deinem Nervensystem, in bestimmten Situationen herunterzufahren und in die Balance zurückzufinden. Wenn du das Gefühl hast, dass du grundsätzlich innerlich eher unruhig bist, dann wende Methoden an, die dich erden und dein Nervensystem regulieren. Es wird dadurch lernen, wie sich innere Ruhe und Sicherheit anfühlen. Indem du die Vorgänge einfach geschehen lässt, zeigst du deinem Nervensystem: »Schau mal, es ist ja gar nicht schlimm, was da passiert. Ich lasse es einfach zu. Wir können in unserer Ruhe bleiben, alles ist gut.« Du darfst deinem Gehirn zeigen, wie es sich im grünen Bereich anfühlt.

Lass dir Zeit

Weil es so wichtig ist, möchte ich es noch einmal erwähnen: Diese Übung braucht Zeit. Stress dich nicht. Für viele Menschen ist es ungewohnt, einfach nur dazuliegen und keine Ablenkung zu haben. Und es ist richtig ungewohnt, Gefühle zuzulassen, die wir uns lange Zeit vom Hals gehalten haben. Überfordere dich hier nicht. Das Ziel dieser und aller anderen Übungen in diesem Buch ist es, Entspannung in dein Nervensystem zu bringen. Es kann sein, dass die Angst anfangs stärker spürbar ist, weil du dich nicht ablenkst. Na logisch, bis heute hast du ja gedacht, dass da physische Vorgänge sind, die dein Leben bedrohen, und jetzt sollst du plötzlich so tun, als berühren sie dich gar nicht. Das kann sich anfangs komisch anfühlen. Und das ist okay. Du darfst die Angst spüren. Du darfst sie zulassen, so weit, wie es in dem Moment für dich geht.

Du wirst mit der Zeit merken, dass sich deine Körperreaktionen beruhigen, wenn du einfach nur liegst (oder sitzt oder stehst) und alles zulässt, was sich zeigen will.

GEHEIMTIPP

Vielen Betroffenen hilft dieses Bild: Stell dir die Angst wie Wellen vor. Manchmal tosen sie wild an den Strand heran. Sie bäumen sich hoch auf, sie schäumen. Sie peitschen das Wasser vor sich her. Und dann ziehen sie sich wieder zurück. Vor und zurück. Und irgendwann kehrt auf dem Meer Ruhe ein. Die Wellen werden ruhiger und ruhiger. Bis sich das Wasser wieder geschmeidig und leicht bewegt und viel Klarheit und Ruhe da sind. Genauso ist es mit den Angstwellen in dir. Sie kommen und gehen. Spring nicht in die Wellen hinein und beginne nicht mit ihnen zu kämpfen. Beobachte sie. Sie kommen und gehen. Und werden dabei ruhiger und ruhiger.

VIELLEICHT INTERESSIERT DICH DAS

Viele fragen, ob dieses Vorgehen nicht einer Resignation der Angst gegenüber gleicht. Wie wenn man aufgibt. Sich der Angst ergibt. Menschen, die lange gekämpft haben, möchten nicht aufgeben – nur zu verständlich.

Spannenderweise kann man die widerstandslose, passive Haltung, die alles akzeptiert, was kommt, wirklich mit Resignation verwechseln. Das ist sie aber nicht. Die Haltung des Zulassens ist eine aktive Haltung. Ich entscheide mich dazu, die Gefühle kommen zu lassen, weil ich weiß, dass ich sie aushalten und damit umgehen kann. Es ist eine aktive Entscheidung für einen neuen Umgang mit Angst und Panik. Du zeigst damit Stärke, weil du zur Angst sagst: »Komm her, wenn du dich traust, ich weiche nicht mehr zurück. Ich bin bereit. Vielleicht mit schlotternden Knien, aber ich bin bereit.« Du empfängst den Paniktornado. Du nimmst es ab heute mit ihm auf.

Alte Muster durchbrechen

Es geht hier auch darum, ein altbekanntes Muster zu durchbrechen. Ganz häufig reagieren wir immer gleich, wenn der Körper Signale gibt, wenn der Puls in die Höhe geht, wenn der Gefühlstornado beginnt. Logischerweise erzielen wir immer dasselbe Ergebnis: eine Panikattacke.

Daher funktioniert nur eins: Lerne die Vorgänge deines Nervensystems kennen, ordne sie richtig ein und leg dir einen Plan zurecht, wie du reagieren willst, wenn die Panik das nächste Mal um die Ecke kommt. Mich hat der Paniktornado hunderte, ach, tausende Male mitgerissen, bis das Wissen über all die Abläufe so tief in mir verankert, mein Nervensystem wieder so stabil und mein Plan so klar festgelegt war, dass ich bestens gewappnet war. Und das war der Zeitpunkt, als ich das erste Mal nicht durch die Panikattacke dominiert wurde. Als die Panik auftauchte und ich schon spürte, dass es jetzt wieder einmal so richtig heftig wird, habe ich auf meiner Couch Platz genommen. Ich habe mit meinen Augen einen Punkt auf der gegenüberliegenden Wand fixiert und habe geatmet. Und dann habe ich sie zugelassen. Sie war da, sie war heftig, sie bäumte sich auf. Aber meine Reaktion war dieses Mal eine völlig andere. Ich habe die Panik durch mich hindurchfließen lassen. Ich habe es mit mir geschehen lassen. Ich war das erste Mal seit Jahren bereit dafür. Und ganz ehrlich: Ich hatte wahnsinnige Angst. So richtig. Aber ich wusste: Ich gehe da jetzt durch. Ich versuche es jetzt einfach.

Und dann war es, als würde ich mich selbst an die Hand nehmen und mich durch die Panikattacke hindurchführen – indem ich sie zugelassen und geatmet und keinen Funken Widerstand geleistet habe. Und nein, sie hatte kein Erbarmen mit mir. Sie quälte mich und forderte mich auf, jetzt sofort zu reagieren. Aber den Gefallen tat ich ihr nicht. Ich atmete ruhig und hielt meinen Blick fest fixiert auf die gegenüberliegende Wand.

Die Panikattacke tat das, was sie immer tut. Aber ich verhielt mich komplett anders. Nach minutenlangem Atmen (das mir wie Stunden vorkam) lockerte sie ihren Griff ein bisschen. Die Anspannung ließ etwas nach. Ich atmete weiter. Ruhig durch die Nase ein und lange durch den Mund wieder aus. Mein Körper wurde ruhiger. Ich atmete weiter. Die Gedanken wurden langsamer. Ich atmete weiter. Das Nervensystem begann, herunterzufahren. Ich atmete weiter. Die Gefühle beruhigten sich nach und nach. Ich gab ihnen die Zeit, die sie brauchten. Dann spürte ich erstmalig Erleichterung. Ja, da war eine starke Angst gewesen, aber sie hatte bei Weitem nicht die Wucht wie die vielen hunderte Male davor, als ich mich mit voller Kraft gegen die Panikattacke gewehrt hatte.

Als sie vorbei war, bin ich noch länger in meiner Sitzposition auf der Couch verharrt und habe mich nicht getraut, mich zu bewegen. »War's das jetzt? Das passiert also, wenn ich die Panikattacke völlig widerstandslos durch mich hindurchfließen lasse?«, fragte ich mich selbst ungläubig. Ich konnte es kaum glauben. Ich werde diesen Tag nie vergessen. Es war der Beginn meines Weges heraus aus den Panikattacken. Ich wusste jetzt, was zu tun ist. Vor mir lag noch ein langes Stück Strecke. Denn dies war die Zeit, in der ich tief in Ängsten und Panikattacken steckte und keinen einzigen Tag (oder wohl eher: kaum eine Stunde) ohne diese Zustände verbrachte. So ein erstes Erfolgserlebnis löschte nicht all die »gespeicherte« Angst in mir, die mit so vielen Situationen, Orten, Tätigkeiten, Gefühlen und Gedanken verknüpft war. Aber ich hatte das erste Mal seit Jahren Hoffnung, dass ich nicht mein Leben lang mit diesen Paniktornados sein muss. Hoffnung gibt uns die Kraft, aufzustehen und weiterzumachen. Und das tat ich. Und ich wünsche mir, dass du das auch tust.

ERINNERE DICH DARAN

Körpersignale sind harmlose physische Reaktionen, die durch Angst verstärkt werden. Die Bewertung der Angstzentrale macht diese Signale erst zu etwas Bedrohlichem. Wenn sich solch eine Empfindung zeigt, unterbrich kurz, was du tust, nimm das Körpersignal wahr und sag dir: »Aja, das ist ein Körpersignal. Es vergeht wieder, wenn ich emotional nicht weiter darauf einsteige.« Es kann hilfreich sein, das laut auszusprechen. Und dann mach weiter mit dem, womit du gerade beschäftigt warst.

SAG DIR DAS

»Die Angst kann ab jetzt kommen. Ich bin bereit. Ich erlaube ihr, da zu sein. Ich sage Ja zu ihr. Aber nicht, weil ich ihr und ihren Geschichten zustimme, sondern weil sie durch meine offene Haltung des Zulassens leichter wieder abfließen kann. Ich gebe den Kampf gegen die Angst auf, weil ich weiß, dass mich ein Kampf nicht weiterbringt. Ich gebe den Widerstand auf und komme dadurch in meine Stärke zurück.«

VERSUCH ES MAL SO

Als kleine Unterstützung für die Übung zu diesem Weg #4 habe ich hier eine Idee für dich, wie du noch leichter in den Zustand des Zulassens kommen kannst. Kannst du dich an eine Situation erinnern, in der du »ins Narrenkastl geschaut« hast? Diese Redensart ist eher in Österreich bekannt. Sie beschreibt einen Zustand, wenn du deinen Blick gedankenverloren auf einen Punkt an der Wand oder in der Ferne ruhen lässt und deinen Gedanken völlig freien Lauf lässt. Du erzwingst nichts, denkst nicht einmal bewusst nach. Alle Gedanken dürfen da sein und fließen einfach. Du hältst keinen Gedanken fest. Das kann sich wie Tagträumen anfühlen oder wie eine angenehme Leere im Kopf. Eine Art meditativer Zustand. Wie eine wohltuende Auszeit für das Gehirn, weil es gerade nichts zu tun hat. Manchmal bekommen wir dann auch gar nicht wirklich mit, was gerade rund um uns passiert.

Wenn du dich nun vielleicht an eine solche Situation erinnern kannst, in der du ins Tagträumen verfallen bist, dann kannst du dir besser vorstellen, wie sich die Haltung des Zulassens anfühlen kann. Du wehrst dich in solchen Momenten nämlich gegen nichts, sondern alles fließt einfach und du lässt es geschehen. Versuch es gleich mal. Setz dich bequem hin. Lockere deine Muskeln. Und nun bring dich selbst in einen tiefen Entspannungszustand, indem du deinen Blick in die Ferne oder auf einen Punkt an der Wand richtest. Schau »ins Narrenkastl«. Geh innerlich voller Ruhe in eine Haltung der völligen Reaktionslosigkeit. Wie wenn dich das alles, was da in dir oder rund um dich passiert, überhaupt nicht berührt. Nicht mal die Bohne. Weder emotional noch körperlich. Du reagierst einfach auf nichts. Weder auf Gedanken, die kommen, noch auf Körpersignale, die auftauchen. Du lässt alles einfach geschehen. Wie wenn du ein Unwetter beobachtest, das vorbeizieht. Atme dabei ruhig und gleichmäßig. Du hältst deinen Blick weiter auf den Punkt, den du gewählt hast.

Bleib so lange in diesem Zustand, wie es sich für dich gut anfühlt. Vielleicht spürst du schon eine Beruhigung deines Nervensystems. Wie wenn dein innerer Antrieb herunterfährt. Vielleicht spürst du auch, wie Gefühle abebben. Weil sie einfach weiterfließen können. Vielleicht spürst du, wie du durch diese Haltung eine Distanz zu deinen Gedanken bekommst. Wie sie dich weniger und weniger berühren. Und wenn du das Gefühl hast, dass du wieder auftauchen magst, dann orientiere dich im Raum, steh auf, schüttle deinen Körper locker durch. Vielleicht magst du ein Fenster öffnen und frische Luft hereinlassen. Komm sanft ins Hier und Jetzt zurück.

Wie du vielleicht an dieser Übung siehst, ist Zulassen nicht Aufgeben oder Resignieren. Es ist ein gleichmütiges Annehmen von allem, was ist. In völliger innerer Ruhe. In völliger Gelassenheit. Indem du etwas zulässt, lässt du es gleichzeitig los. Loslassen bedeutet, es da sein zu lassen. Du übst keine Kontrolle mehr aus … und dadurch darf es gehen.

#5

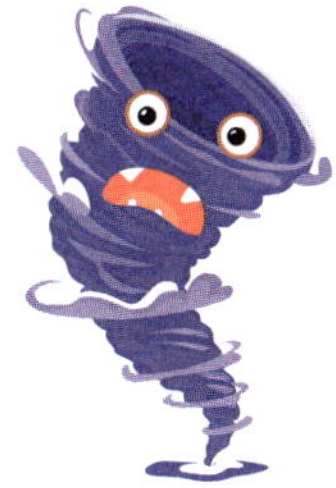

»Mir wird so furchtbar heiß!«

Als ich das erste Mal in den sozialen Medien davon erzählt habe, dass Hitzegefühle, der Sommer und hohe Temperaturen bei vielen Menschen Panikattacken triggern können, bekam ich eine Flut von Rückmeldungen von Leuten, die genau diese Symptomatik erleben. Viele der Betroffenen trauen sich im Sommer kaum noch aus dem Haus, sitzen bei geschlossenen Jalousien vor dem Ventilator oder duschen sich regelmäßig eiskalt ab, um die Hitzegefühle zu umgehen. Heiß kann uns aber auch im Winter werden, wenn wir in überheizten Räumen sitzen, mit dem Winterparka in einen Supermarkt gehen oder uns auf eine hitzige Diskussion einlassen. Gründe dafür, dass uns warm wird, gibt es viele. Aber warum können Wärme und Hitze für Panikattacken sorgen? Die falschen Verknüpfungen, von denen du ja schon gehört hast, sind die Übeltäter!

Hitzewallungen und Schwitzen sind ganz typische Körperreaktionen, wenn die Angst anrollt. Der Körper fährt durch die Unmengen an Adrenalin, die produziert werden, auf Hochtouren und aktiviert alle Energieressourcen. Wenn unsere Angstzentrale also Gefahr wittert und unseren Körper auf das Schlimmste vorbereitet, ist uns oft warm oder heiß. Deswegen aktiviert das vegetative Nervensystem automatisch unsere Schweißdrüsen und wir beginnen zu schwitzen. Das hat den Hintergrund, dass der Körper durch das Wasser, das auf der warmen Haut verdunstet, heruntergekühlt werden soll. Dein Nervensystem versucht also wieder einmal, dich zu unterstützen.

Wenn wir schon einige Panikattacken hinter uns haben und uns währenddessen immer heiß wurde, dann entsteht in unserem Gehirn eine ungünstige Verknüpfung, die lautet: Wenn Panikattacke, dann Hitze. Diese zwei Dinge sind in einem neuronalen Netzwerk miteinander verknüpft. Unser Gehirn speichert sie »in der gleichen Schublade« ab, denn es möchte ja beim nächsten Mal noch schneller reagieren können und dafür beide am selben Ort griffbereit haben. Das Doofe an diesen Verknüpfungen ist aber eben, dass nicht rational hinterfragt wird, ob sie überhaupt einen Sinn ergeben. Sie geschehen einfach automatisch. Und je öfter uns heiß ist, wenn wir Angst haben, umso stärker wird diese Verknüpfung in unserem Kopf.

Verknüpfungen funktionieren dabei auch noch umgekehrt. Wenn Panikattacke, dann Hitze heißt also auch: Wenn Hitze, dann Panikattacke. Das bedeutet: Immer, wenn uns warm oder heiß ist, kann eine Panikattacke entstehen. Darum beschreiben so viele Betroffene, dass schon das kleinste Wärmegefühl innere Unruhe in ihnen auslöst, weil sie wissen: Jetzt kann es jederzeit losgehen.

FRAG DICH MAL DAS

Wie fühlst du dich, wenn es warm wird? Wenn es stickig oder heiß ist? Kannst du gut damit umgehen? Oder macht dich Hitze eher panisch?

Bei hohen sommerlichen Temperaturen und Hitze fühlen sich die meisten Menschen generell antriebsloser, müder, schlapper und schneller unkonzentriert. Für Menschen ohne Angst ist das völlig normal und sie können diese Körperreaktionen gut für sich einordnen. In Menschen mit starken Ängsten können diese körperlichen Erscheinungen aber schon das Gefühl auslösen, nicht ganz bei sich zu sein und die Situation nicht unter Kontrolle zu haben. Und ich brauche dir wahrscheinlich nichts dazu erzählen, dass das kleinste Gefühl von Kontrollverlust bereits ein Auslöser für Angst sein kann. Bereit daher für einen Cool-down?

#5 DEIN NEUER WEG: DER HITZE IN KOPF UND KÖRPER GANZ KÜHL BEGEGNEN

Du bist diesen Verknüpfungen natürlich nicht für immer ausgeliefert. Eine einmal entstandene Verknüpfung muss nicht dein ganzes Leben lang bestehen. Ich hatte unzählige falsche Verknüpfungen und bin sie alle wieder losgeworden. Wie das geht? Dein Gehirn muss eine neue Erfahrung machen, durch die so eine falsche Verknüpfung gelockert wird und einer neuen Raum lässt. Einer sinnvollen und unterstützenden. Indem wir uns in kleinen Schritten immer wieder in solch eine Situation begeben und uns dabei gleichzeitig beruhigen. Unser Nervensystem regulieren. Uns versichern, dass keine Gefahr besteht. So kann das Gehirn neue Erfahrungen machen. Es kann seine Schubladen umsortieren. Es kann neue Verknüpfungen etablieren. Schauen wir uns an, wie das ganz praktisch funktioniert.

DEINE PRAXIS:

NEUE UND SINNVOLLE VERKNÜPFUNGEN ANREGEN

Schritt 1: Mach dir die falsche Verknüpfung bewusst. Wärme und Hitze sind an sich nicht bedrohlich. Deine Angst bewertet es nur so. Nimm dies ab sofort nicht mehr als Tatsache an. Es ist etwas, das du dir antrainiert hast, weil Hitze und Panik oft gemeinsam aufgetreten sind. Andere Menschen können völlig problemlos mit den Temperaturen umgehen. Vielleicht konntest sogar du selbst früher Wärme total gut aushalten? Dann rüttle mal ein bisschen an dieser falschen Verknüpfung, damit sie ihr Fundament verliert und du nicht immer, ohne nachzudenken, in ihre Aktivierung einsteigst. Es ist nur eine

Verknüpfung im Gehirn. Dein Nervensystem fährt hoch, weil deine Angstzentrale den Alarmknopf gedrückt hat. Ab heute hinterfragst du die Automatismen, die durch solche Verknüpfungen ausgelöst werden. Ab heute prüfst du ihren Wahrheitsgehalt.

Schritt 2: Hol den rationalen Verstand ins Boot. Hitze im Sommer macht fast allen zu schaffen. Wenn du aber rational darüber nachdenkst, weißt du, dass dir Wärme nichts tun kann. Nicht, wenn du in einem warmen Wintermantel durch ein Einkaufscenter spazierst. Und auch nicht, wenn es im Sommer heiß wird. Fast jeder fühlt sich bei sehr warmen Temperaturen etwas unkonzentriert oder antriebslos. Viele beginnen zu schwitzen. Das sind normale Reaktionen des Körpers. Sie sind keine Hinweise auf Gefahr. Dein Körper kann damit umgehen.

Ordne deine völlig harmlosen Körperreaktionen immer wieder richtig ein. Es ist völlig logisch, dass du dich manchmal ein bisschen neben der Spur fühlst. Dein Körper braucht viel Energie, um seine Temperatur herunterzuregeln, darum fühlen wir uns manchmal etwas komisch. Dein Körper und du, ihr könnt hohe Temperaturen aushalten. Und das darfst du deiner Angstzentrale wieder beibringen. Es ist so wichtig, immer wieder zu unterscheiden: Okay, das sind die Bewertungen der Angst – und was ist die rationale Bewertung? Die Angstzentrale reagiert schneller als der rationale Teil. Das ist ihr Job. Sie muss im wirklichen Gefahrenfall aktiv werden, noch bevor wir rational nachdenken könnten.

Schritt 3: Setz dich der Wärme aus. Wenn du dich ab sofort nur noch in einem auf 19 Grad herunterklimatisierten Raum aufhältst, wird die falsche Verknüpfung weiterhin bestehen bleiben. Vielleicht denkst du in der Kühle zwar, du hättest kein Problem mehr damit, aber spätestens dann, wenn du deine Kältekammer mal verlassen musst und dir 30 Grad Außentemperatur entgegenströmen, wirst du eines Besseren belehrt. Leider! Damit du von der Hitze nicht mehr überrumpelt wirst, wende dich ihr Schritt für Schritt zu. Gewöhne deinen Körper an Wärme. Leg deine Schonhaltung ab. Und achte im Sommer auf ein paar ganz alltägliche Dinge, die es dir leichter machen.

- **Wähle deine Kleidung sorgsam:** Lockere und luftdurchlässige Kleidung kann Wunder bewirken! Achte auf offene Schuhe, denn Socken und geschlossene Schuhe schließen die Wärme ein und erwärmen oft den ganzen Körper.
- **Achte auf deine Ernährung und deine Trinkgewohnheiten:** Schwere Kost und stark gewürzte Speisen kurbeln auch die Wärmeproduktion in unserem Körper an. Wähle in den Sommermonaten daher leichte und gut bekömmliche Nahrungsmittel. Trinke ausreichend, denn zu wenig Wasser im Körper kann auch zu Konzentrationsproblemen führen.
- **Kühle dich ab:** Halte deine Füße in kaltes Wasser, befeuchte deine Arme, verwende kalte Tücher für Gesicht und Nacken. Du kannst Wassersprays einsetzen, um die Haut zu befeuchten, oder gefrorene Coolpacks in Stoff hüllen und sie an deinen Körper legen. Zu Hause kannst du deine Haare anfeuchten, um deinen Kopf zu kühlen. Vermeide die Mittagssonne und leg deine Termine eher in den frühen Morgen oder in den Abend.
- **Geh es langsam an:** Hetze nicht von einem Termin zum nächsten, sondern versuche, deine Tage im Hochsommer ruhiger zu gestalten. Vielleicht kannst du eine längere Mittagspause einlegen und deinem Körper eine kleine Siesta gönnen.

Schritt 4: Mach neue Erfahrungen. Wenn du dich der Wärme langsam wieder näherst, dann wähle Situationen ohne Verpflichtungen. Schlendere an einem warmen Tag in deiner Freizeit durch den Park. Geh im Herbst mit einer dickeren Jacke in ein Einkaufscenter. Atme ruhig. Verbinde dich mit deiner inneren Klarheit. Du kannst das. Reguliere immer wieder dein Nervensystem. Sprich beruhigend und motivierend mit dir selbst. Und wenn dein Nervensystem reagiert, dann nimm das einfach wahr. Sag Ja dazu. Lass die Reaktionen da sein. Dein Nervensystem lernt dabei. Es sieht, dass du anders mit der Situation umgehst, und speichert dies ab. Langsam können sich seine eintrainierten, automatischen Muster lockern und durch neue Erfahrungen abgelöst werden. Und so hart es klingen mag: Zu Hause auf der Couch bei 19 Grad bewältigst du keine Panikattacken. Panikattacken bewältigst du, wenn du rausgehst und neue Erfahrungen machst. Wenn du anders mit den Auslösern umgehst als bisher. Und dafür gibt es viele Möglichkeiten.

MEIN GEHEIMTIPP

Es wird immer, und zwar wirklich immer, von deiner Reaktion auf die Angst abhängen, wie sich das Angsterleben weiterentwickelt. Wahrscheinlich bist du in den letzten Monaten oder Jahren häufig in den Panikkreislauf hineingeplumpst. Doch lass dich von der Panik nicht mehr in ihren Sog hineinziehen. Unterbrich das Muster. Lass dich von der Angst nicht mehr in das immer gleiche Vorgehen mitreißen. Steig aus dem Kreislauf heraus. Verändere deine Reaktion auf die Angst und die Angst verändert sich. Den größten Schritt hast du geschafft, wenn du eines Tages sagst: Ich hatte heute Angst, aber ich habe anders darauf reagiert. Das ist der Schlüssel.

VIELLEICHT INTERESSIERT DICH DAS

Hormonelle Umstellungen können auch mit Hitzewallungen einhergehen, wie sie bei Angst auftreten. Schwangere Frauen und Frauen in den Wechseljahren berichten, dass die hormonellen Veränderungen das Angstthema wieder anstupsen können. Und zwar, dass sie entweder wieder etwas mehr Angst haben oder viel gelassener werden. Viele Frauen erzählen, dass sie vor ihrer Periode generell sensibler und emotionaler und deswegen anfälliger für Panikattacken sind. Bedenke also, dass auch deine Hormone mitspielen können, wenn sich an deinem Angsterleben etwas ändert.

Mir persönlich hat es in meiner Zeit der Panikattacken enorm geholfen, körperliche Empfindungen wie Hitzewallungen richtig einzuordnen. Auch wenn ich selbst damals weder schwanger war noch in den Wechseljahren – allein zu wissen, dass es körperliche Ursachen für solche Phänomene geben kann, hat mir Sicherheit geschenkt. Vielleicht hilft es auch dir, wenn du dir bewusst machst: »Okay, ich bin gerade sensibler, aber das liegt an meiner Periode, das ist ganz normal.« Oder: »Diese Hitzewelle gehört zu meiner hormonellen Umstellung und ist nicht gleich ein Angstsymptom.« Manchmal genügt schon diese kleine Einordnung, um innerlich wieder einen Schritt zurückzutreten – raus aus der Panik, rein in die Beruhigung.

ERINNERE DICH DARAN

Wenn das Nervensystem seinen Motor anwirft und körperliche Prozesse in Gang kommen, wird der Körper warm. Das sind normale Vorgänge, die auch bei Angst auftreten können. Viele Betroffene verknüpfen Wärme daher mit Angst, doch eine hohe Außentemperatur braucht nicht mit Angst verknüpft bleiben. Das eine muss mit dem anderen nichts zu tun haben. Du kannst lernen, deinen Körper und dein Nervensystem herunterzukühlen und bei Hitze ganz cool zu bleiben.

SAG DIR DAS

»Es ist okay, dass mir gerade heiß ist. Ich lasse diese Körperreaktion einfach zu, ohne dass ich mich gegen sie wehre. Ich nehme die Körperempfindungen einfach wahr. Es ist okay, dass ich gerade schwitze. Ich schäme mich nicht dafür, wenn andere den Schweiß sehen. Das sind alles ganz natürliche Körperreaktionen. Sie gehören zu meinem Körper, der gerade für mich arbeitet.«

VERSUCH ES MAL SO

Gab es einen Sommer, in dem du die Wärme so richtig genossen hast? Oder eine Reise in den warmen Süden, auf der du die Hitze geliebt hast und gar nicht genug davon bekommen konntest? Dann ist diese Übung für dich: Schließ deine Augen und versetze dich in einen solchen schönen Sommermoment deines Lebens. Vielleicht warst du im Urlaub, am Meer, im Park, im Garten. Die Sonne hat vom Himmel gestrahlt und war ganz wunderbar warm auf deiner Haut. Du fühltest dich leicht und frei. Du hast gelacht, zu einem Sommerhit getanzt und dich glücklich auf der Wiese oder am Strand entspannt, mit geröteter, warmer Haut. Kannst du es spüren? Schweiß und Wärme sind völlig okay. Sie können auch mit Gefühlen von Leichtigkeit und Lebensfreude verbunden sein.

#6

»Mein Darm rebelliert!«

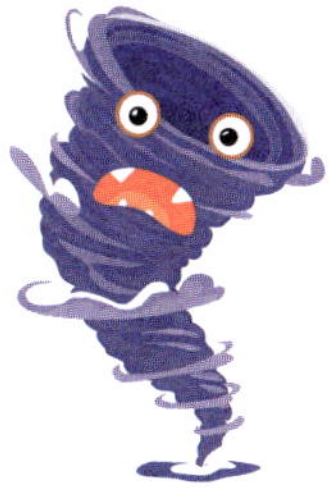

Keine langen Autobahnfahrten. Keine Wanderungen mit Freunden. Keine Shopping-Trips. Und am liebsten eigentlich nur noch im Umkreis von einem Kilometer um das eigene Zuhause herum aufhalten. Warum? Weil sich die Blase oder der Darm oft unwillkürlich melden. Dann muss es plötzlich ganz schnell gehen und die brennende Frage ist: Wo ist die nächste Toilette?

Wenn die Sache nach dem einen Toilettengang erledigt wäre, wäre die Welt ja noch in Ordnung. Aber viele Menschen mit Panikattacken berichten, dass sich innerhalb kürzester Zeit der nächste und der nächste dringende Gang ankündigen. Ich konnte ein Lied davon singen. In der Zeit meiner Ängste und Panikattacken verbrachte ich (überspitzt gesagt) mehr Zeit auf der Toilette als anderswo. Außerdem berichten viele Betroffene von Übelkeit, Bauchschmerzen, Appetitlosigkeit oder einem flauen Gefühl im Magen, seit sie Panikattacken haben. Unsere Angstgefühle hängen offenbar auch mit Magen, Darm und Blase zusammen.

Der Darm wird nervös

Du kannst es dir fast denken: Unser Nervensystem mischt hier wieder einmal kräftig mit. Es steuert auch die Verdauung. Es reguliert die Darmtätigkeit und wir alle kennen wohl die Begriffe »nervöse Blase«, »Angstschiss«, »nervöser Darm« oder Sätze wie: »Da habe ich mir vor Angst fast in die Hose gemacht« oder »Das schlägt mir auf den Magen«. Auch viele Menschen, die nicht an einer Angststörung leiden, sind vor einer Prüfung nervös und suchen noch einige Male das stille Örtchen auf. Nicht wenigen ist vor einem Bewerbungsgespräch schlecht und sie bekommen keinen Bissen hinunter. Bei vielen ändert sich die Verdauung bei Stress und sie leiden unter Verstopfung oder Durchfall.

Bei Menschen mit Panikattacken ist die Problematik jedoch oft stärker ausgeprägt. Aus Scham ziehen sich viele Betroffene immer mehr zurück.

Warum hängen Angst und Darm zusammen?

Zwischen unserem Gehirn und dem Darm besteht ein intensiver Informationsaustausch. Die Darm-Hirn-Achse spielt hier die Schlüsselrolle. Über diesen Kommunikationskanal werden Informationen vom Gehirn zum Darm geleitet und umgekehrt. Dein Körper passt die Tätigkeit der Verdauungsorgane an deine aktuellen Bedürfnisse an. Wenn du Angst hast, wird deine Verdauungstätigkeit gehemmt, weil im Moment des Überleben-Müssens die Verdauung nicht gebraucht wird.

Bei vielen findet eine Darmentleerung daher nach der Angstsituation statt, wenn die Verdauung ihre Tätigkeit wiederaufnimmt. In Schrecksituationen und bei blitzartigen Panikgefühlen müssen viele Menschen aber auch ganz plötzlich auf die Toilette. Der Körper möchte noch rasch an Gewicht verlieren, um möglichst schnell weglaufen zu können. Ein weiteres Erklärungsmodell besagt, dass der Körper in einer akuten Gefahrensituation noch blitzartig den Enddarm entleert, damit er sich dann voll und ganz auf die Bewältigung der Gefahr kümmern kann und sich nicht mit dem Toilettengang befassen muss. Der starke Adrenalinstoß führt dazu, dass es rasend schnell geht. Du siehst auch hier: Dein Nervensystem und dein gesamter Körper, sie möchten dich unterstützen.

Und warum Übelkeit?

Übelkeit bei Ängsten kann daher kommen, dass Arme und Beine stärker durchblutet werden, damit du schneller weglaufen könntest. Dafür wird die Durchblutung des Magen-Darm-Trakts reduziert und das kann zu einem flauen Gefühl oder Übelkeit führen. Wenn sich Angst- und Entspannungszustände abwechseln, arbeitet der Magen unregelmäßiger und zieht sich immer wieder zusammen, was auch zu Unwohlsein führen kann. Hyperventilation und zu flaches Atmen kann ebenfalls Übelkeit verursachen.

Stress, lass nach!

Jede Form von Stress – und Angst ist eine der massivsten Formen von Stress – kann sich auf unseren Magen-Darm-Bereich auswirken. Darum leiden so viele Menschen (auch die ohne Angststörung) mittlerweile an Magen-Darm-Problemen. Oft verschwinden die Probleme, wenn das Angst- und Stresslevel sinkt. Wenn es im Kopf wieder ruhiger ist, dann müssen nicht mehr so viele Anweisungen nach unten an den Darm gesandt werden. Dann wechseln sich Verdauung, Verdauungsstopp, Verdauung, Verdauungsstopp nicht mehr ständig ab und das Nervensystem beruhigt sich. Alles geht wieder seinen regelmäßigen Gang. Wenn Kopf und Nervensystem zur Ruhe kommen, dann kommt auch der Darm zur Ruhe. Und natürlich auch umgekehrt: Ein gesunder Darm kann sich positiv auf die Angst auswirken.

GEHEIMTIPP

Kümmere dich unbedingt um dein Stresslevel, wenn du unter Magen-Darm-Problemen leidest. Unter Stress versteht man nicht nur, dass man vierzig To-do's im Job zu erledigen hat und die Geburtstagsfeier des Partners organisiert werden muss. Wir sprechen hier nicht nur von zeitlichem und Leistungsstress. Frag dich mal, ob du emotionalen Stress hast. Ein handfester Streit mit jemandem? Trauer um eine geliebte Person? Zukunftssorgen? Beziehungsprobleme? Schwierigkeiten in der Erziehung deines Kindes? Und vielleicht auch noch einige dieser Dinge gleichzeitig? Sorge, so gut es geht, für dein emotionales Gleichgewicht. Du kannst viel Balance in deinem Darm herstellen, wenn es dir emotional besser geht.

VIELLEICHT INTERESSIERT DICH DAS

Viele kennen den Begriff Reizdarm, aber es gibt auch das Phänomen der Reizblase. Die Betroffenen leiden unter plötzlichem, dringendem Harndrang, obwohl die Blase nur wenig gefüllt ist. Eine Reizblase kann viele Ursachen haben, zum Beispiel auch hormonelle Veränderungen oder psychische Belastungen wie Stress, Nervosität und Angst. Lass es ärztlich abklären, wenn du dir unsicher bist. Wie beim Darm gilt: Wenn der Drang zur Entleerung stress- oder angstbedingt auftritt, normalisiert er sich üblicherweise wieder, sobald die Angst nachlässt.

FRAG DICH MAL DAS

Wie ernährst du dich? Nimmst du dir ausreichend Zeit zum Essen? Wie viel Alkohol, Nikotin und Koffein konsumierst du? Konzentrierst du dich auf das Essen oder scrollst du nebenbei durchs Handy oder schaust auf den Fernseher? Eine abwechslungsreiche, ausgewogene Ernährung hat viel Einfluss auf unser Wohlbefinden und unsere Verdauung. Nimm dir wieder mehr Zeit zum Essen, iss achtsamer und stressfrei.

Was war zuerst?

Manchmal fragt man sich ja: Was war zuerst – die Panikattacken oder der Durchfall? Wenn du unter Darmproblemen leidest, dann frag dich mal, wann diese bei dir begonnen haben. War das in einer stressigen Phase? Oder zur gleichen Zeit, als die Ängste begonnen haben? Wirkt sich Stress auf deine Verdauung aus? Viele Ärzte werfen bei Magen-Darm-Problemen mittlerweile auch einen Blick auf den Zustand des Nervensystems und das Stresslevel.

Menschen mit Verdauungsproblemen sind oft anfälliger für Angsterkrankungen und Panikattacken. Wenn jemand anfallsartige Durchfälle hat und ständig auf der Hut sein muss, wann die nächste Darmentleerung stattfindet, ist verständlich, dass er keine ruhige Sekunde hat. Er wird ständig den Körper abscannen und in sich hineinhören, wann es wieder »losgeht«. Wenn sich der Darm dann in den unpassendsten Situationen meldet, wird Panik auftauchen, vielleicht werden Schweißausbrüche einsetzen und die Situation wird fluchtartig verlassen. Du siehst: Es zeigen sich ähnliche Symptome, die Menschen mit Panikattacken haben. Und weil das Nervensystem unter der Daueranspannung leidet, entwickeln Menschen mit Magen-Darm-Problemen öfters Panikattacken. Und umgekehrt.

Die Thematik ist oft mit großer Scham verbunden. Wer möchte schon während des Meetings drei Mal auf die Toilette flitzen? Oder beim Restaurantbesuch mit der Familie mehr Zeit auf dem stillen Örtchen als am Tisch verbringen? Oder sich beim Besuch bei den Freunden immer wieder entschuldigend auf die Toilette verdrücken? Wohl niemand. Am liebsten möchten wir, dass es keinem auffällt. Das aber macht noch mehr Druck. Darum ist es wichtig, dass wir uns auch um den Darm kümmern, wenn dieser rebelliert.

#6 DEIN NEUER WEG: HYPNOSE FÜR DEN BAUCH

In den letzten Jahren wurde eine Methode namens Darmhypnose immer bekannter. Darauf spezialisierte Ärzte und Therapeuten bieten diese Möglichkeit an und ich stelle dir hier eine daran angelehnte Übung vor. Wenn du Probleme mit dem Magen-Darm-Bereich hast, dann kannst du sie regelmäßig praktizieren. Lass die Beschwerden aber auch ärztlich abklären.

DEINE PRAXIS: HYPNOTISIERE DEINEN DARM

Such dir ein ruhiges Plätzchen, wo du einige Minuten ungestört bist. Nimm für diese Übung eine entspannte Körperhaltung ein. Du kannst dich auf einen gemütlichen Stuhl setzen oder dich hinlegen. Du kannst die Augen schließen oder sie offenlassen.

Wir bringen jetzt ganz viel Ruhe in deinen Magen und deinen Darm. Leg eine Hand ganz entspannt auf deinen Bauch. Und spüre einfach mal hin. Vielleicht bemerkst du die Wärme deiner Hand auf der Bauchdecke. Lass alle Anspannung in deinem Bauchraum los. Oft ist uns gar nicht bewusst, wie sehr wir unseren Bauch verspannen und verkrampfen – egal, ob wir sitzen oder stehen. Und ganz oft spüren wir eine große Erleichterung, wenn wir unseren Bauch entspannen.

Lass deine Aufmerksamkeit bei Hand und Bauch. Spüre, wie deine Handfläche auf deiner Bauchdecke aufliegt. Vielleicht fühlt sich die Handfläche warm an, vielleicht spürst du ein Kribbeln, vielleicht fühlst du auch gerade nichts. Alles ist in Ordnung.

Wenn es sich gut anfühlt, kannst du beginnen, sanfte kreisende Bewegungen auf deiner Bauchdecke zu machen.

Begib dich gedanklich in deinen Bauch hinein. Wandere innerlich zu deinem Magen, der im linken Oberbauch liegt. Wenn du magst, kannst du deine Hand genau dort kreisen lassen oder sie ablegen. Bring ganz viel Entspannung dorthin. Atme ruhig und gleichmäßig. Du kannst dir auch vorstellen, wie deine Hand eine wohltuende Wärme in diese Region abgibt. Stell dir deinen Magen vor, wie er sich komplett entspannt dort ausbreiten kann, wo er liegt. Er hat genug Platz. Er muss sich nicht verkrampfen. Er kann locker lassen. Und in dieser Lockerheit und Entspanntheit kann er in aller Ruhe seine Arbeit tun. Er nimmt deine Nahrung auf, verarbeitet sie und schickt sie dann an deinen Dünndarm weiter. Der Dünndarm liegt in vielen Schlingen im Bauchraum. Du kannst deine Hand nun dorthin bewegen. Dein Dünndarm verdaut die Nahrung weiter, sammelt alle wichtigen Nährstoffe daraus und gibt sie in dein Blut ab.

Stell dir vor, wie dein Dünndarm für dich arbeitet. Du kannst mit kreisenden Bewegungen deiner Hand ganz viel Entspannung zu ihm bringen. Oder du legst deine Hand dort ab und spürst einfach die Wärme, die von ihr ausgeht. Stell dir vor, wie dein Dünndarm entspannt in deinem Bauch liegt und mit der größten Lockerheit seine Arbeit für dich tut. Atme dabei ruhig und gleichmäßig.

Am Ende transportiert dein Dünndarm den Rest in deinen Dickdarm, der einmal rund um deinen Bauchraum liegt. Hier werden das Wasser und die Salze entzogen und den Rest scheidest du aus. Kreise mit deiner Hand einmal rund um deinen Bauch und stell dir vor, wie der Dickdarm für dich arbeitet. Entspanne deinen Bauchraum. Bring ganz viel Wärme dorthin.

Wenn es sich für dich gut anfühlt, kannst du dir nun den ganzen Vorgang wie einen Fluss vorstellen, der langsam und gleichmäßig durch deine Organe fließt. Er fließt mit Wasser, das durch die Sonne gewärmt wurde, durch deinen Magen. Er spült jede Ecke durch und befreit dich von allem, was du nicht brauchst. Er fließt weiter zu deinem Dünndarm, ganz langsam und behutsam. Er erreicht jede Windung. Er lässt sich all die Zeit, die er braucht, und bringt ganz viel Wärme in alle Ecken und Windungen. Dann erreicht er mit seinem reinen, glitzernden Wasser deinen Dickdarm und fließt auch hier in gemächlichem Tempo hindurch. Die Wärme und Sanftheit des Wassers spürst du nun auch hier. Und alles, was dir nicht dient, fließt mit dem Fluss ab. Und die Wärme und Entspannung, die dir guttun, die bleiben da, in dir gespeichert. Sie sorgen für dein Wohlbefinden und deine Gesundheit.

Bleib so lange in dieser Position mit der Hand auf deinem Bauch, wie es sich für dich gut anfühlt. Dein Bauch bekommt wahrscheinlich nicht oft die liebevolle Aufmerksamkeit, die er verdient. Mach dir noch einmal bewusst, welche großartigen Leistungen dein Magen und dein Darm für dich vollbringen.

Wenn du soweit bist, kannst du deine Augen öffnen und dich wieder aufrichten. Lockere sanft deine Arme und deine Beine. Spüre nach, wie entspannt sich dein Bauch nun anfühlt.

ERINNERE DICH DARAN

Stresslevel und Darm beeinflussen sich gegenseitig. Stress im Darm bedeutet Stress im Kopf. Und Stress im Kopf bedeutet häufig Stress im Darm. Zwischen deinem Bauch und deinem Gehirn findet ein ständiger Informationsaustausch statt. Wenn du dein Stress- und Angstlevel regulierst, kann der Darm zur Ruhe kommen. Bring dein Nervensystem also immer wieder in den grünen Bereich zurück und vermeide Stress, dann hat auch dein Darm die Möglichkeit, zu entspannen. Wenn du umgekehrt gut für deinen Darm sorgst, kann sich das positiv auf Angstgedanken auswirken.

SAG DIR DAS

»In meinem Körper spielen alle Prozesse zusammen und alles ist miteinander verbunden. Wenn sich mein Darm auf irgendeine Art meldet, möchte er mir sagen, dass etwas nicht stimmt und dass ich mich besser um ihn und mich kümmern darf. Ab heute schenke ich ihm die Aufmerksamkeit, die er verdient. Ab heute gehe ich sorgsamer mit ihm um. Mein Magen und mein Darm übernehmen wichtige Funktionen für mich. Sie sind wertvolle Hinweisgeber. Ich darf ihnen zuhören und mich um sie kümmern.«

VERSUCH ES MAL SO

Hier noch ein paar Alltagstipps, die dich unterstützen können:

- **Tipp 1:** Geh auf die Toilette, wenn du musst. Aus Scham vermeiden wir in sozialen Situationen den Toilettengang oft, unterdrücken ein Bedürfnis oder zögern es hinaus. Wir wollen nicht zwei oder drei Mal hintereinander auf das stille Örtchen. Doch wir wissen alle, was dann passiert: Wir kommen in ein so hohes inneres Spannungsniveau, dass eine Panikattacke ausgelöst werden kann. Auf die Toilette zu gehen, wenn man muss, sollte das Normalste der Welt sein. Es nimmt viel Druck heraus. Und das ist so wichtig!
- **Tipp 2:** Nimm dir Wechselklamotten mit. Die schlimmste Horrorvorstellung für viele ist, dass das Malheur passiert: Es geht etwas in die Hose, natürlich weit weg von daheim. Viele Betroffene berichten, dass sie die Wechselklamotten noch nie gebraucht haben, sie ihnen aber eine Zeitlang Sicherheit gaben, um überhaupt wieder vor die Tür zu gehen.
- **Tipp 3:** Leg dir Toilettenbeutel zu. Diesen Tipp hat mal jemand in unserer Community in den sozialen Medien geteilt und damit schon vielen lange Autobahnfahrten erleichtert. Toilettenbeutel sind kleine Reisetoiletten, sozusagen Taschen-WCs für das kleine Geschäft. Die gibt es in Drogeriemärkten und bei großen Versandhändlern. Wenn gerade

keine richtige Toilette in Sicht ist, können diese verwendet und sicher verschlossen werden.

- **Tipp 4:** Sprich darüber. So schwierig es sich anfühlt, darüber zu sprechen, so befreiend kann es sein. Immer wieder höre ich von Betroffenen, dass sie im Büro nicht so häufig auf die Toilette gehen wollen, um nicht unangenehm aufzufallen. Sie sitzen stundenlang in Meetings mit Blick auf die Uhr, wann sie sich erlauben können, wieder aufzustehen. Sie trinken kaum oder essen nichts, um die Toilettengänge zu reduzieren. Und das macht die Situation eigentlich nur schwieriger. Also: Vertrau dich Menschen an. Die allermeisten werden es verstehen. Aufs Klo zu gehen ist menschlich. Wir alle tun es. Es sprechen aber nur wenige darüber.

#7

»Schwindel lässt mich wanken!«

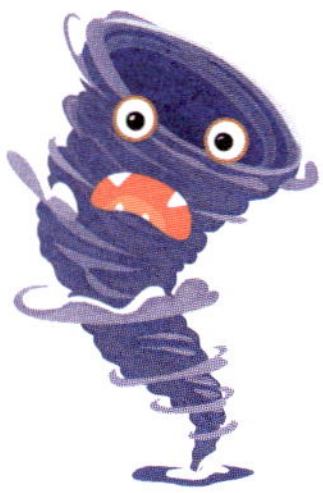

Gangunsicherheit, Schwindelgefühle, weiche Knie, Kreislaufprobleme und Ohnmachtsgefühle – Angstgeplagte kennen oft auch diese Symptome. Viele Menschen beschreiben den Schwindel so, als ob man sich in einem Karussell dreht, der Boden wankt, starker Seegang auf einem Boot herrscht oder man den Boden unter den Füßen verliert. Andere wiederum nehmen Schwindel so wahr, dass sie sich wie benommen und weit entfernt von sich selbst fühlen. Unsicher auf den Beinen, im Gefühl, gleich umzufallen. Manche würden sich am liebsten nur noch auf allen Vieren fortbewegen. Die meisten Betroffenen sind aber noch nie gestürzt.

Wie kommt es eigentlich zu Schwindel? Schwindel weist auf einen vorübergehenden Gleichgewichtsverlust hin. Das Gleichgewicht wird durch drei Aspekte gesteuert: das Gleichgewichtsorgan im Innenohr, die Augen und die Sensoren in unseren Muskeln. Sie registrieren Kopfbewegungen, liefern Informationen zur Körperposition und der Lage im Raum. Dies wird im Gehirn mit den Informationen über die Umgebung und deren Bewegungen zusammengeführt. Schwindel entsteht, wenn diese Informationen nicht zusammenpassen. Betroffene nehmen dann zum Beispiel eine Bewegung wahr, obwohl weder sie noch die Umgebung sich bewegen. Manchen wird dadurch auch übel.

Man unterscheidet zwischen Dauerschwindel, wenn der Schwindel tage- oder monatelang anhält, und akuten Schwindelanfällen, die ein paar Sekunden bis Stunden dauern können. Der Schwindel geht oft mit körperlichen Reaktionen wie Schweißausbrüchen, Herzrasen oder Atemnot einher, weil er große Angst macht. Und, du ahnst es: Panikattacken können die Folge sein. Viele Betroffene sorgen sich, dass der Schwindel ein Anzeichen für eine schwerwiegende körperliche Erkrankung, wie eine neurologische Störung, sein kann, und fühlen sich durch jeden neuerlichen Schwindelanfall in ihrer Annahme bestätigt.

Schwindel tritt bei vielen Menschen plötzlich und ohne erkennbaren Grund auf. Eine ärztliche Untersuchung sollte auf alle Fälle stattfinden, um körperliche Ursachen, wie zum Beispiel Blutdruckprobleme, Probleme des Gleichgewichtsorgans, Sehstörungen, Durchblutungsprobleme und Ähnliches auszuschließen. Wenn keine organische Ursache für den Schwindel gefunden wird, kann es sich um somatoformen oder psychosomatischen Schwindel handeln. Dieser kommt im Zusammenhang mit Angststörungen, Panikattacken und psychischen Krisen häufig vor. Für Betroffene ist diese Verknüpfung aber oft schwer zu verstehen, weil sie denken, es sei ein rein körperliches Problem, für das es eine körperliche Ursache geben muss – die man im besten Fall auch beseitigen kann.

FRAG DICH MAL DAS

Wenn du Schwindel kennst, können dir folgende Fragen helfen: Wo in meinem Leben fühle ich mich ohnmächtig? Was wirft mich aus der Bahn? Wo unterdrücke ich Gefühle? Welche Situationen in meinem Leben bringen mich ins Wanken? Fühle ich mich sicher und habe ich Halt? Stehe ich aufrecht im Leben? Gibt es anhaltende Konflikte, die mich »umhauen«? Gab es einen Verlust oder ein Trauma, der oder das mich aus dem Leben gerissen hat? Wo im Leben schwanke ich? Fühle ich mich verloren?

#7 DEIN NEUER WEG: MIT FESTEM SCHRITT ZURÜCK INS LEBEN

Beim Weg heraus aus dem Schwindel dürfen wir liebevoll mit uns umgehen und geduldig sein. Auch dieses Körpersignal ist eines, das unseren Alltag sehr beeinträchtigt und uns oft vom Leben regelrecht abschneidet. Doch lass dir von der Angst keinen Blödsinn einreden. Hol dir deinen Mut zurück, nimm den Schwindel mit und setz die ersten Schritte.

DEINE PRAXIS:

SCHWINDELFREI AUF DEM BODEN DEINES LEBENS

Um einen neuen Umgang mit dem Schwindel zu finden, dürfen wir unsere bisherigen Verhaltensweisen hinterfragen und durch zielführendere ersetzen. Genau dazu dienen dir die folgenden praktischen Schritte.

SCHRITT 1: RAUS AUS DER KOMFORTZONE

Wie du schon gelesen hast und vielleicht auch selbst kennst, verbringen Menschen, die an Schwindel leiden, ihr Leben oft in einer Schonhaltung und bewegen sich manchmal kaum mehr zur Haustür hinaus. Angstgeplagte nehmen körperliche Empfindungen meist verstärkt wahr, weil sie ständig in sich hineinhören. So werden auch kleine Gleichgewichtsstörungen übermäßig intensiv erlebt. Dies verstärkt die Angst und dann auch den Schwindel und führt zu einem Teufelskreis, weil sich die Betroffenen immer mehr schonen. Vermeidung hält die Angst wiederum aufrecht. Es werden keine neuen Erfahrungen gemacht und das Gehirn kann nicht neu lernen – zum Beispiel, dass gewisse Situationen auch ohne Schwindel gemeistert werden. Oder dass man bei Schwindel nicht umfällt. Oder dass man eine Situation trotz Schwindel bewältigt. Diese neuen Erfahrungen wären so wichtig, um alte, festsitzende Erfahrungen bezüglich des Schwindels auflockern und auflösen zu können.

Um hier ehrlich zu bleiben: Wenn du schon länger unter Schwindel leidest und sich deine Reaktionen auf ihn automatisiert haben, wartet einiges an Arbeit. Du musst Mut aufbringen und dich immer wieder angstauslösenden Situationen stellen. Beruhige dich und versuche es immer wieder. Es geht darum, der Angst nicht alles zu glauben. Mach dir also einen Plan, welche kleinen Schritte du trotz Schwindel setzen magst. Ein kleiner Spaziergang, der Gang zum Supermarkt, das Treffen mit einem Freund – trotz Schwindel.

GEHEIMTIPP

Erinnere dich an das, was ich dir zu Beginn des Buches gesagt habe: Leg dir einen lockeren Gang zu. Beschwingt. Leichtfüßig. Lässig. Auch wenn da Schwindel ist. Handle mal nicht danach, was dir die Angst vorgaukelt, sondern mach es anders. Kennst du den Spruch: Fake it till you make it? Er bedeutet: Tu so, als ob, bis du es schaffst! Das heißt, tu jetzt mal so, als ob schon alles ganz locker und entspannt wäre. Tu so, als ob da kein Schwindel wäre. Solange du dich bei jedem Schritt vorwärts an die Wand krallst, signalisierst du dir selbst, dass du dem Körpersignal glaubst und es wirklich schlimm sein muss.

Du darfst dir beim Schwindel und bei jedem anderen Körpersignal merken: Je mehr du jedes Mal wieder erschrocken und ängstlich darauf reagierst, umso stärker wird die Verknüpfung zwischen dem Körpersignal und der Angst und schließlich auch dem Paniktornado. Wenn du es auflösen möchtest, dann wirst du dein Verhalten und deine Reaktion darauf ändern müssen, wenn es auftritt.

Gib dir die Chance, nach und nach zu lernen, dass der Schwindel ein sehr unangenehmer Zustand ist, dir aber nichts passiert. Er ist ein Körpersignal, das durch Angst ausgelöst wird. Arbeite dich Schritt für Schritt nach vorn. So lernt dein Nervensystem, dass du in Sicherheit bist, und das Körpersignal kann verschwinden.

SCHRITT 2: VERSPANNUNGEN LÖSEN

Schwindelgefühle können auch durch starke Verspannungen im Schulter-, Hals- und Nackenbereich ausgelöst werden. Viele Menschen sitzen täglich über Stunden verkrampft am PC oder scrollen zusammengekauert mit schiefer Kopfhaltung durchs Handy. Lockernde Bewegungen sind leider oft Mangelware. Zusätzlich sind Menschen, die unter Panikattacken leiden, ohnehin den ganzen Tag angespannt. Sorgengedanken, die ängstliche Erwartung der nächsten Panikwelle und ständige innere Unruhe führen automatisch zu körperlicher Anspannung, die aber häufig nicht einmal wahrgenommen wird. Die übermäßige Anspannung im Schulter- und Nackenbereich kann die Durchblutung im Kopfbereich verändern und Schwindel verursachen. Was hilft, ist, dir regelmäßig Pausen von Tätigkeiten zu nehmen, die Verspannungen auslösen können. Praktiziere Dehn- und Streckübungen oder lass dich massieren. Hier sind zum Beispiel ein paar Übungen, die Verspannungen im Hals- und Nackenbereich lösen können:

- **Übung 1:** Nimm eine bequeme Sitzposition ein, führe beide Hände hinter deinen Kopf und lege sie mit verschränkten Fingern auf deinem Hinterkopf ab. Nun drück deinen Kopf ganz sanft nach vorn, sodass er sich nach unten senkt, bis du eine leichte Dehnung deines Nackens spürst. Halte diese Stellung für ein, zwei Atemzüge und dann heb deinen Kopf wieder an. Du kannst diese Bewegung einige Male wiederholen.

- **Übung 2:** Nun neige deinen Kopf ganz sanft seitlich nach rechts, wie wenn du dein Ohr in Richtung Schulter ziehen möchtest. Du solltest dabei eine leichte Dehnung an deiner linken Halsseite spüren. Halte diese Stellung für ein paar Sekunden und heb deinen Kopf wieder in seine ursprüngliche Position an. Wiederhole die Bewegung zur linken Seite. Senke deinen Kopf in Richtung Schulter und spüre die leichte Dehnung an der rechten Halsseite. Wiederhole die Dehnung für jede Halsseite ein paar Mal.
- **Übung 3:** Du kannst dich auch selbst massieren. Nimm eine Sitzposition ein, führe deine Hände zu deinem Nacken und leg sie jeweils rechts und links von deiner Halswirbelsäule ab. Beginne nun mit leichten kreisenden Bewegungen, deinen Nacken zu massieren. Du kannst deine Finger auch weiter nach oben zu deinen Haaren bewegen und dort die Massage fortführen.

Wenn du Schmerzen hast oder dir bei den Übungen unsicher bist, dann wende dich an deinen Arzt oder deine Ärztin, an einen Physiotherapeuten oder eine Heilmasseurin, um dir konkrete Übungen zeigen zu lassen, die für deine körperliche Verfassung gut geeignet sind.

SCHRITT 3: KONTROLLE AUFGEBEN

Viele Betroffene sind vom Schwindel so derartig beeinträchtigt (und genervt), dass sie sich eine stark abwehrende Haltung dagegen zulegen. Wenn nur die kleinste Wahrnehmungsverzerrung auftaucht, sperren sie sich sofort dagegen und bauen einen enormen inneren Druck auf. Dadurch fährt das Nervensystem jedes Mal in die Höhe und das Gehirn verknüpft die Wahrnehmungsveränderung stetig neu mit Anspannung und folglich Angst.

Wenn du diesen Kreislauf durchbrechen willst, darfst du versuchen, die Abwehr gegen die Symptomatik aufzugeben. Ja, der Schwindel ist jetzt gerade wieder da. Du kennst ihn bereits. Er wird dich noch ein bisschen begleiten. Er entsteht durch Informationen aus deinem Kopf und deiner Umgebung, die gerade nicht zusammenpassen, und wird durch Angst verstärkt. Er kann dir nichts tun. Hör auf, ihn kontrollieren zu wollen. Lass ihn geschehen und geh in die Akzeptanz, dass sich das jetzt gerade unangenehm anfühlt. Je weniger du dich vom Schwindel beeinträchtigen lässt, umso mehr kann er an Stärke verlieren.

SCHRITT 4: RICHTIG ATMEN

Über den Atem hast du hier schon einiges gelesen, speziell darüber, welch großen Einfluss er auf Kopf und Körper haben kann. Wenn wir flach und schnell atmen, wie das bei der Hyperventilation der Fall ist, kann dies auch zu Schwindelgefühlen führen. Dieser Zustand ist prinzipiell ungefährlich, fühlt sich aber bedrohlich an. Erinnere dich daher immer wieder an einen ruhigen, gleichmäßigen Atem. Unterbrich gelegentlich für einen kurzen Moment das, was du gerade tust, verbinde dich mit deinem Atem und nimm ein paar ruhige Atemzüge. Atme verlängert aus, um dein Nervensystem zu entspannen.

VIELLEICHT INTERESSIERT DICH DAS

Ein wichtiger Punkt, den es hier noch zu erwähnen gibt, ist der Blutzuckerspiegel und seine Verknüpfung zu Schwindel, Ängsten und Panikattacken. Hast du schon einmal erlebt, dass du Panik in einem Moment bekommen hast, als du Hunger hattest? Immer wieder lese ich von Menschen, die eine Diät machen und plötzlich (wieder) mit Panikattacken zu kämpfen haben.

Schauen wir uns das gemeinsam an. Der Blutzuckerwert gibt den Zuckergehalt im Blut an. Zucker ist ein wichtiger Energielieferant für den Körper, kann aber durch körperliche Aktivität, zu wenig Nachschub oder übermäßigen Alkoholkonsum schnell verbraucht sein. Auch bestimmte Medikamente, körperliche Erkrankungen und hormonelle Probleme können sich auf den Blutzuckerspiegel auswirken. Wenn er absinkt, kann es zu einigen Symptomen kommen: (kaltes) Schwitzen, Zittern, weiche Knie, Übelkeit, Unkonzentriertheit, innere Unruhe, Schwindel, erhöhter Puls, leichtes Herzrasen, Müdigkeit und Schwächegefühl, Heißhunger. Wenn diese Symptome bei dir häufiger auftreten, lass dies bitte ärztlich abklären.

Hast du es schon erkannt? Da sind viele Symptome dabei, die auch bei Angst auftreten können. Darum verwechseln wir eine Unterzuckerung manchmal mit einer Panikattacke. Unser Körper kommt im Unterzucker in Stress. Er hat zu wenig Energie, weil der Brennstoff ausgeht. Wir müssten ihm jetzt etwas Nahrung zuführen, um den Zuckerspiegel wieder zu erhöhen. Wenn dies aber nicht passiert, versucht unser Körper, den Mangel auszugleichen, und schüttet vermehrt Adrenalin aus, um sich wieder mit genügend Energie zu versorgen. Wir alle wissen, dass bei Angst und Panik auch Adrenalin ausgeschüttet wird. Eine Unterzuckerung kann daher ähnliche Symptome auslösen – und wir bewerten diese Symptome natürlich so, als ob schon wieder die Angst anrollt, werden panisch und steigen in den Panikkreislauf ein. Wir verwechseln aber ein körperliches Problem mit Angstattacken. Eigentlich bist du »nur« unterzuckert und dein Körper produziert deswegen Adrenalin.

Menschen mit Angstthemen sollten also eine Unterzuckerung möglichst vermeiden. Wenn du bemerkst, dass die Symptome der Panik öfters kommen, wenn du zu wenig gegessen oder dich körperlich angestrengt hast, dann pass deine regelmäßigen Mahlzeiten an deine körperliche Auslastung an. Dein Körper sollte nicht unnötig unter Stress kommen.

ERINNERE DICH DARAN

Schwindel ist das Phänomen einer Wahrnehmungsverzerrung, wenn Informationen aus Kopf, Körper und Umgebung nicht zusammenpassen. Du kannst Schwindel durch Drehen deines Körpers oder sehr schnelle Kopfbewegungen sogar selbst auslösen. Es ist also ein normaler biologischer Mechanismus. Wenn sich die Angst auf dieses Phänomen »draufsetzt«, erleben wir es als bedrohlich und wechseln in eine Schonhaltung, um nur nicht weiter ins Schwanken zu kommen. Um wieder sicheren Boden unter den Füßen zu spüren, dürfen wir die Schonhaltung Schritt für Schritt aufgeben und uns mutig dem Leben zuwenden.

SAG DIR DAS

»Ich vertraue meinen Füßen, dass sie mich tragen. Ich vertraue meiner Wirbelsäule, dass sie mich hält. Ich vertraue meiner Körperspannung, dass ich vorwärts gehen kann. Ich lasse mich von Wahrnehmungsveränderungen nicht aus dem Konzept bringen. Selbstsicher und voller Mut schreite ich im Leben voran.«

VERSUCH ES MAL SO

Weißt du, wer auch mit unsicherem Gang durchs Leben schwankt? Betrunkene. Such dir mal ein unbeobachtetes Plätzchen, vielleicht auf einer freien Wiese mit weichem Boden. Nimm dir gern eine Vertrauensperson mit, wenn du dich dann sicherer fühlst. Und nun fordere den Schwindel heraus: Versetz dich in den Zustand eines betrunkenen Menschen und torkle herum. Leg einen Startpunkt A fest und fixiere einen Zielpunkt B, zu dem du gehen möchtest, und dann schwanke dorthin. Torkle immer wieder von rechts nach links und von links nach rechts. Begib dich in dieses Gefühl des unsicheren Gangs hinein und hab sogar Spaß dabei.

Und, bist du unbeschadet bei B angekommen? Wahrscheinlich schon. Deine Füße tragen dich. Dein Körper hält dich. Auch wenn dir dein Kopf etwas anderes vorgaukelt.

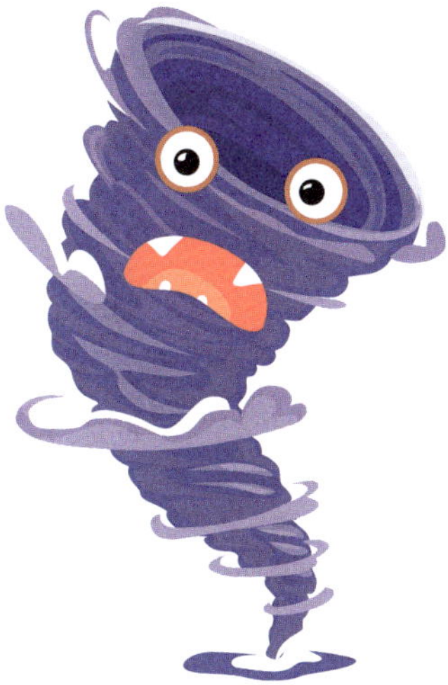

Resümee: Die Alarmanlage im Körper desensibilisieren

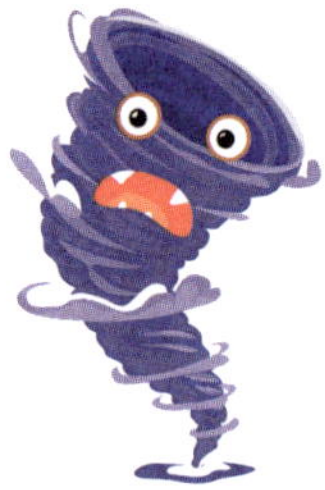

Als ich mich am Beginn meiner Angsterkrankung mit starken Panikattacken in Therapie begab, waren der Körper und die komischen Dinge, die er machte, dort kein einziges Mal Thema. In keiner einzigen Stunde. Es wurde über Ursachen gesprochen und die Familiengeschichte zerlegt. Und natürlich ist das auch wichtig, aber mit meiner heutigen Erfahrung würde ich sagen, der Körper ist mitunter der wichtigste Teil, an dem man arbeiten darf. Mithilfe der richtigen Tools ist er eine riesengroße Unterstützung, um das Nervensystem zu beruhigen. Wenn wir den Körper bei einer Panikattacke betrachten, dann ist da eine Menge an überschießender Energie und wahnsinnig viel Aufregung – ein Gefühlstornado. Da sind Körpersignale, die uns den Atem nehmen, und Empfindungen, bei denen wir denken, das Leben ist von jetzt auf gleich vorbei. Wenn wir diese Aufregung nicht erst einmal beruhigen, sind wir mental oft gar nicht imstande, uns emotionalen Themen wie beispielsweise der Familiengeschichte zu nähern.

Das Wissen um die körperlichen Vorgänge bei Angst kann der Angst viel von ihrer Macht nehmen. Es hilft, uns selbst und unseren Körper, der für viele zum Feind geworden ist, zu verstehen. Unser Körper möchte uns unterstützen. Er ist nicht unser Feind. Wir deuten seine Reaktionen nur falsch, dadurch schaukeln sie sich weiter auf und dies führt zu noch mehr Angst. Wenn wir verstehen, was in unserem Körper bei Angst vorgeht, können wir diese Reaktionen an den richtigen Punkten unterbrechen und uns selbst in die Ruhe zurückführen. Das braucht viel Geduld. Kopf und Körper haben durch viele Wiederholungen gelernt, wie schlimm sich Angst und Panik anfühlen und wie wenig wir sie haben wollen. Wir befinden uns im Widerstand zur Angst. Durch die vielen Angsterfahrungen hat unser Gehirn eine Menge davon gespeichert. Deshalb kennen wir viele Situationen nur noch mit Angst. Wir wissen gar nicht mehr, wie sich das Leben ohne Panik und Angst anfühlt.

Nun aber dürfen wir beginnen, den Spieß umzudrehen, und ganz viel Beruhigung und Entspannung in unser Leben einladen. Wir entspannen uns ganz oft in den grünen Bereich hinein. Wir verbinden uns mit Sicherheit und innerer Ruhe. Und auch das werden wir speichern. Wieder und wieder. Bis unser Gehirn diesen Zustand ganz leicht abrufen kann. Es funktioniert. Auch bei dir. Wir schaffen das.

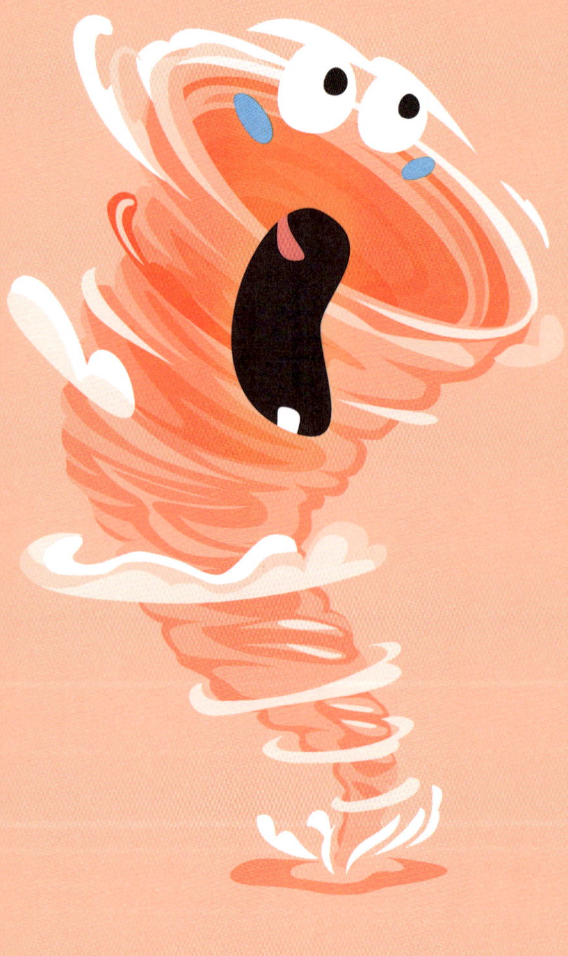

Wenn es im Kopf zu laut wird. Bestimmte Vorstellungen rufen die Panik hervor

Manchmal reicht ein einziger Gedanke und schon beginnt sich die Panik in uns auszubreiten. Die Gedanken verselbstständigen sich, kreisen uns ein und lassen uns nicht mehr los. Die dazugehörigen Gefühle überschwemmen uns, der Körper reagiert darauf und wir sitzen wieder einmal in der Klemme. Aber ab heute nicht mehr! In diesem Kapitel nehmen wir uns die Gedanken vor und entreißen ihnen die Macht.

EINLEITUNG: Du bekommst Panik vor deinem eigenen Denken

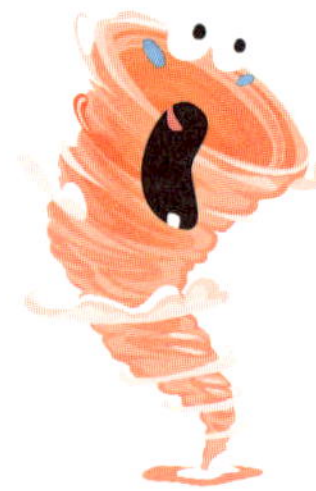

Unsere Gedanken sind etwas ziemlich Fieses. Natürlich können sie uns wunderschöne innere Bilder bescheren, die leichte und glückliche Gefühle erzeugen. Wir können uns an herrliche Momente erinnern, in denen wir uns unbeschwert und rundum gut gefühlt haben. Wir können knifflige Aufgaben lösen und hochkonzentriert arbeiten. Aber unsere Gedanken können uns auch in die absolute Hölle führen, wenn sie uns die schlimmsten Horrorszenarien vorgaukeln und uns nicht mehr loslassen – wie das bei Angst- und Panikgedanken der Fall ist.

Wir denken eigentlich immer, auch wenn wir das nicht ständig bewusst wahrnehmen. Zigtausende Gedanken ziehen Tag für Tag durch unseren Kopf. Bei Menschen, die unter Panikattacken leiden, drehen sich viele dieser Gedanken um Angstthemen. Eine Sache, die gerade ihnen unbedingt bewusst werden sollte, wenn sie ihre Ängste und Panikattacken bewältigen wollen, ist, dass wir alles denken können. Wir können jeden Gedanken denken – egal, ob er wahr oder unwahr ist. Wir können ihn denken und er löst die entsprechenden Bilder und Gefühle in uns aus. Stell dir beispielsweise vor, dass du morgen für zwei Wochen auf die Malediven fliegst. Dort strahlt die Sonne vom Himmel und du läufst in deinen neuen Badeklamotten am Strand entlang. Du spürst den Sand zwischen den Zehen und die Wellen umspielen deine Beine. An der Strandbar bestellst du dir einen Mai Tai und schlürfst genüsslich daran, während dir der Wind durch die nassen Haare streift und du einen Schnorchler im türkisblauen Wasser beobachtest. Schön, oder?

Gut, zurück in die Realität. Gedankenstopp. Die wenigsten von uns werden morgen auf die Malediven fliegen. Keine Badeklamotten. Kein türkisblaues Wasser. Kein Mai Tai. Du hast an all das aber gerade gedacht und es dir vorgestellt. Du konntest das Meer, die Wellen, den Sand und die Bar vor dir sehen. Sie sind aber nicht wahr. Du kannst also alles denken und es muss überhaupt nichts mit der Realität zu tun haben.

Halte mal kurz inne und mach dir das nochmals bewusst. Du kannst wirklich alles denken. Du kannst dir alles Mögliche vorstellen. Nichts davon muss wahr sein. Deine Gedanken sind keine Tatsachen. Das ist sehr wichtig zu wissen, denn bei Ängsten quälen wir uns tagtäglich mit Gedanken herum, die mit der Realität wenig bis gar nichts zu tun haben. Wir malen uns Horrorszenarien aus, die nicht eintreten werden. Wir spinnen Schreckensszenarien, die nur in unserem Kopf existieren. Aber es wirkt sich auf unsere Gefühle aus. Wenn wir etwas Furchteinflößendes denken, produziert unser Kopf Angst. Und dies beeinflusst wiederum unseren Körper, der beginnt, in den Überlebensmodus zu wechseln. Eine Panikattacke kann die Folge sein.

Deine Gedanken haben eine Wirkung

Dein Kopf und dein Körper reagieren also auf die Vorstellung in deinem Kopf. Wenn du tief in eine besonders angenehme Erinnerung eintauchst, dann wirst du schöne Gefühle in dir spüren. Vielleicht lächelst du sogar. Und möglicherweise wird dein Körper etwas lockerer und fühlt sich leichter an. So schön dies bei tollen Erinnerungen sein kann, so schlimm wirkt sich das bei angstvollen Vorstellungen aus. Denn egal, ob eine solche Vorstellung der Realität entspricht oder nicht, sie hat eine Wirkung auf uns. Unser Gehirn kann nicht unterscheiden, ob es sich nur um eine Vorstellung oder die Realität handelt. Das ist erwiesen.

Erstaunlich, oder? Realität und (unwahre) Vorstellung können dieselben Reaktionen in uns auslösen. Darum haben wir bei einem Horrorfilm Angst, bekommen Herzklopfen und schwitzige Hände, obwohl wir in absoluter Sicherheit sind. Unser Gehirn und unser

Körper reagieren völlig automatisch darauf, als ob da wirklich Gefahr wäre. Und so können auch Panikattacken von bestimmten Gedanken ausgelöst werden. Vielleicht hast du es schon erlebt, dass dich ein Gedanke so sehr aufgewühlt hat, dass dein Körper mitreagiert hat, was dir wiederum Angst gemacht hat. Das hat deine Angstgedanken und inneren Bilder noch mehr befeuert, den Körper wiederum noch weiter aufgewühlt und schlussendlich ist das Ganze in einer Panikattacke gemündet.

Bist du voller furchteinflößender Gedanken, steckt dein Nervensystem ständig im orangen Bereich fest, kommt nicht zur Ruhe und ist leichter anfällig für Panikattacken (roter Bereich). Daran solltest – und kannst – du etwas ändern. Denn: Gedanken, die du immer wieder denkst, hinterlassen Spuren in deinem Gehirn. Sie ziehen Furchen, die du dir vorstellen kannst wie einen Trampelpfad durchs hohe Gras. Je öfter du diesen Weg gehst, desto klarer wird die Spur – und irgendwann biegt dein Gehirn ganz automatisch auf diesen Pfad ab, auch wenn du es gar nicht mehr bewusst steuerst. Angstgedanken sind also nicht nur »Gedanken« – sie werden zu eingefahrenen Wegen im Kopf. Und genau deshalb braucht es viele Wiederholungen, um neue Pfade zu erschließen. Mit neuen Worten, heilsamen Bildern und bewussten kleinen Stopps im Alltag kannst du anfangen, solche neuen Wege zu gehen. Anfangs fühlt sich das noch ungewohnt und schwer an – wie ein erster Schritt durch eine dichte, hohe Wiese, die noch nie jemand betreten hat. Aber mit jeder Wiederholung wird der neue Weg klarer und der alte Trampelpfad wächst langsam zu. Dein Gehirn »vergisst«.

Schauen wir uns gemeinsam an, wie wir aus den Gedankenkarussellen zu verschiedenen Themen aussteigen und uns in die Realität zurückholen. Ab sofort entlarven wir die Angstgedanken und glauben ihnen nicht mehr alles. Also, los geht's. Wir schaffen das.

#8

»Hilfe, ich werde verrückt!«

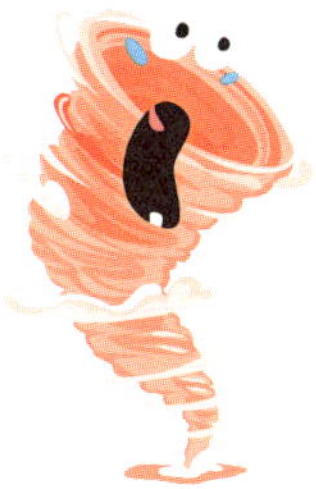

Panikgefühle können einen immensen inneren Druck bewirken und die Horrorgedanken legen immer noch ein Schäufelchen drauf, sodass viele Betroffene denken: »Ich werde verrückt!« Oder: »Ich werde wahnsinnig!« Da wären wir mal wieder bei den inneren Bildern: Oftmals tauchen in dieser beklemmenden Situation, in der ein Gefühlstornado den anderen jagt und der Körper unter Hochspannung steht, Bildfetzen vor unserem inneren Auge auf, wie wir tatsächlich verrückt werden. Diese Bilder heften sich uns an die Fersen und schleichen sich immer wieder in unsere Gedanken ein. Wobei wir ja mal überlegen müssten, was es für uns überhaupt bedeutet, »verrückt zu werden«. Viele verstehen darunter, dass sie den Verstand verlieren, nie wieder zu einem klaren Denken zurückfinden und irgendwann irgendwo allein in einem Krankenhauszimmer eingesperrt werden. Aber: Diese Sorge ist unbegründet. Die Panikgefühle sind kein Anzeichen von »Verrücktwerden«, sondern von maximaler Überforderung. Wenn du unter Angst leidest, wirst du nicht »verrückt«. Diese mentalen Zustände entstehen durch den enormen inneren Anspannungs- und Erregungsaufbau, der uns das Gefühl vermittelt, es zerreißt uns fast und unsere Sicherungen brennen durch. Die Angstzentrale im Kopf läuft auf Maximum und produziert Angst in Dauerschleife. Wir befinden uns im roten Bereich unseres Nervensystems. Warum wir uns in diesen Phasen so verwirrt fühlen und nicht klar denken können, liegt daran, dass die Vernunftzentrale im Gehirn, die für das logische Denken zuständig ist, gerade weniger aktiv ist.

Das macht dein Gehirn bei Angst

Dein Gehirn arbeitet sehr effizient. Es besteht aus verschiedenen Arealen, die unterschiedliche Funktionen haben. Da gibt es einen Bereich, in dem Erinnerungen gespeichert werden, einen Bereich für mathematische Aufgaben, einen Bereich, der für Sprache zuständig ist, Bereiche für unsere Emotionen und so weiter. Die Amygdala hast du bereits kennengelernt, unsere Angstzentrale, den Bereich, der für die Wahrnehmung und die nötigen Reaktionen bei Gefahr zuständig ist. Die Arbeitsweise unseres Gehirns kann man sich so vorstellen, dass die Areale, die gerade am meisten gebraucht werden, am höchsten aktiviert sind. Damit für diese Areale möglichst viel Energie verwendet werden kann, wird die Aktivität anderer Areale heruntergedrosselt. Wenn unsere Angstzentrale hochaktiv ist, sind die Vernunftzentrale, die für das logische Denken zuständig ist, und andere Areale weniger aktiv. Denn in einem Gefahrenmoment geht es erst mal nur ums Überleben – ums Kämpfen oder Fliehen – und nicht darum, vernünftig und rational zu entscheiden, ob du zum Beispiel den Job wechseln oder dir eine neue Autoversicherung zulegen möchtest.

Das ist also der Grund, warum viele Menschen beschreiben, dass sie während einer Panikattacke nicht logisch denken und sich nicht in die Realität zurückholen können. Das hat nichts damit zu tun, dass du zu schwach bist oder verrückt wirst, weil du gerade nicht klar denken oder umdenken kannst, sondern das ist einfach die Biologie des Gehirns, das dich bestmöglich unterstützen will. Wenn eine Panikattacke überwunden ist und sie wieder klarer im Kopf werden, können viele Menschen nicht verstehen, wie sie all diese Gedanken nur glauben konnten. Wenn die Angstzentrale ihre Aktivität verringert, kann die Vernunftzentrale wieder durchstarten. Du findest also immer wieder zu deinem logischen Denken zurück – spätestens dann, wenn die Angst abebbt. Du wirst nicht verrückt. Dein Gehirn funktioniert völlig normal. Denn was dir so viel Angst macht, ist kein Beweis für einen kurz bevorstehenden Zusammenbruch – sondern ein Zeichen dafür, dass dein inneres System dringend nach Entlastung sucht. Und für genau diese Entlastung stelle ich dir jetzt eine erprobte Methode vor.

#8 DEIN NEUER WEG: ERST MAL EINEN SCHRITT ZURÜCK!

Wenn dich die Angst gerade wieder in ihre Fänge genommen hat, ist es wichtig, etwas Abstand davon zu gewinnen, um die ganze Sache nüchtern und rational zu betrachten. Wie kann dies gelingen? Über die Sprache.

DEINE PRAXIS:

»ICH DENKE GERADE, DASS …«

Stell vor jeden Angstgedanken, den du denkst, die vier Wörter »Ich denke gerade, dass …« und dann beendest du den Satz mit dem Gedanken, den du gerade dachtest. Wenn du zum Beispiel im Kopf hast: »Ich werde wahnsinnig«, dann verändere den Gedanken so: »Ich denke gerade, dass ich wahnsinnig werde.« Oder du sagst: »Ich denke den Gedanken, dass ich wahnsinnig werde« oder »Ich habe gerade den Gedanken, dass ich wahnsinnig werde«. Du kannst auch einen Schritt weitergehen und dir sagen: »Das ist ein Angstgedanke, den sich meine Angstzentrale ausgedacht hat.«

Merkst du den Unterschied? Klingt nach wenig, verändert aber viel. Diese kleine Änderung in der Aussage zeigt dir, dass es lediglich ein Gedanke ist, den du gerade denkst. Du nimmst den Gedanken zwar wahr, aber nicht mehr wörtlich. Du entlarvst ihn als das, was er ist: Ein Satz. Eine Idee. Keine Tatsache. Du weißt ja bereits, denken kannst du alles Mögliche. Nichts davon muss wahr sein. Es sind »nur« Gedanken. Und Gedanken lassen sich ändern, sie kommen, sie verblassen, sie gehen.

Die emotionale Verknüpfung lösen

Gedanken sind eigentlich eine Aneinanderreihung von Worten, von Buchstaben. Wenn wir emotional darauf einsteigen, wenn wir ihren Inhalt bewerten und ihnen glauben, dann beeinflussen sie uns. Dann verknüpft sich eine Emotion damit und das wiederum kann eine Wirkung auf unseren Körper haben. Das Ziel ist, ein Stück weit neutraler auf die Gedanken schauen zu können. Die Gedanken denken zu können, ohne dass sie etwas in dir auslösen.

Auch wenn sich das gerade unmöglich anhört, das kann man lernen. Da gibt es beispielsweise eine Verknüpfung zwischen dem Gedanken »Ich werde wahnsinnig« und der Angst. Vielleicht taucht immer Angst auf, wenn du diesen Gedanken denkst. Dieser Satz ist mit Angst verknüpft, weil dein Gehirn das einmal gelernt hat. Weil du vielleicht einmal starke Angst hattest, ihn dabei dachtest und er daraufhin mit der Angst verknüpft wurde.

Es gibt aber Millionen anderer Sätze und Gedanken, die du denken kannst, und die nicht mit Angst verknüpft sind. Es gibt unzählige Gedanken, die einfach durch deinen Kopf gehen können und die emotional in dir rein gar nichts auslösen. Es gibt unzählige Gedanken, die keine »emotionale Aufladung« haben. Du kannst die allermeisten Gedanken komplett ohne Emotionen denken. Vielleicht war der Gedanke »Ich werde verrückt« früher bei dir auch nicht mit Angst verknüpft. Vielleicht konntest du ihn einfach denken und rein gar nichts passierte. Aber irgendwann in deinem Leben hat er sich mit Angst verknüpft, es erfolgte eine emotionale Aufladung des Gedankens.

Nun geht es darum, die emotionale Aufladung des Gedankens wieder zu lösen. Den Gedanken von der Angst zu lösen. Das ist möglich. Ich kann heute wieder all die Gedanken ohne Emotion denken, die früher für eine starke Aufgewühltheit in mir gesorgt haben. Die emotionale Aufladung eines Gedankens kann verblassen. Die eben beschriebene Übung ist hier das Mittel der Wahl. Du beginnst damit, dass du die Gedanken Schritt für Schritt als Gedanken bezeichnest. Von deinem Kopf produziert. Du gewinnst

Abstand, indem du dir sagst: »Ich denke gerade, dass …« Vielleicht hilft dir auch der Satz: »Dieser Gedanke gehört zur Angst. Es ist eine Meinung der Angst.« Atme dazu ruhig durch die Nase ein und lang durch den Mund wieder aus.

FRAG DICH MAL DAS

Wie bringst du deine Vernunftzentrale wieder auf »On«? In einem Zustand von Panik versuchen wir häufig hektisch, die Gedanken durch rationale Argumente zu überstimmen. Oftmals ohne Erfolg. Es ist wie ein Kampf gegen Windmühlen. Da die Vernunftzentrale gerade »Off« ist, ist sie nicht empfänglich für deine klugen Überlegungen. Vielleicht kennst du das, dass du dir auf der Vernunftebene sagen willst, dass du in Sicherheit bist, dass nicht stimmt, was die Angst sagt … und es kommt überhaupt nicht bei dir an? Es beruhigt dich einfach nicht? Dann hat mit ziemlicher Gewissheit die Angstzentrale die Macht über dein Gehirn übernommen.

Wenn wir auf der Gedankenebene nicht weiterkommen, kann es in solch einer Situation hilfreich sein, zuerst den Körper etwas zur Ruhe zu bringen. Wenn wir ihn durch eine Entspannungsübung oder eine Atemtechnik ein Stück weit in ein Gefühl von Sicherheit zurückführen, kann auch die Vernunftzentrale wieder wach werden. Lass dir also Zeit. Halte inne. Atme ruhig. Lockere deine Muskeln und gib deinem Gehirn ein paar Momente, um die Aufregung herunterzuschrauben. Dann kommt auch die Vernunft zurück.

Mir persönlich hat dabei oft meine Akupressurmatte geholfen – hinlegen, spüren, atmen. So bin ich vom Denken ins Fühlen gekommen, vom Kopf zurück in den Körper. Und genau dort – im Spüren – beginnt oft der Weg zurück in die Ruhe.

VIELLEICHT INTERESSIERT DICH DAS

Im Zusammenhang mit dem Gedanken, verrückt zu werden, taucht ganz oft das Thema Depersonalisation und Derealisation auf. Depersonalisation beschreibt die veränderte Wahrnehmung von sich selbst. Betroffene sagen so etwas wie »Ich bin nicht ich selbst«, sie fühlen sich wie abgetrennt von den eigenen Gedanken, Gefühlen oder Körperempfindungen. Sie haben das Gefühl, »nicht richtig hier zu sein«. Auch Gefühllosigkeit wird oft beschrieben. Derealisation hingegen beschreibt die veränderte Wahrnehmung der Umgebung. Wer das kennt, beschreibt es etwa so: »Meine Umgebung ist seltsam.« Das Umfeld wird als unwirklich, verzerrt, stumpf oder farblos wahrgenommen. Betroffene beschreiben die Umgebung wie hinter einem Schleier verborgen oder wie im Traum. Nahezu jeder hat solche Entfremdungsgefühle schon einmal gehabt. Sie können auftreten, wenn wir viel zu viel Stress haben und völlig überlastet sind, unter akutem Schlafmangel leiden oder zu viel Alkohol konsumiert haben. Bei Angststörungen, Depressionen, posttraumatischen Belastungsstörungen, und Zwangsstörungen kommen diese Phänomene ebenfalls immer wieder vor.

Ein Erklärungsmodell ist folgendes: Wenn uns schlimme Dinge widerfahren, wie ein Trauma, oder wir extrem starke Gefühle erleben, wie einen akuten Angstzustand oder eine Panikattacke, dann »beamt« uns unser Gehirn weg. Wir entfernen uns gewissermaßen von uns selbst, als wenn wir in der Situation nicht anwesend wären, damit wir das ganze Ausmaß dieser überwältigenden Erfahrung nicht mitbekommen. Das ist ein wichtiger Schutzmechanismus. Wenn ein solches Entfremdungserlebnis später auch in normalen Alltagssituationen immer wieder auftritt, macht uns das Angst.

Hier findest du acht Möglichkeiten, wie du mit Depersonalisation und Derealisation umgehen kannst:

- **1. Ruhe bewahren:** Ja, ich weiß, das ist leichter gesagt als getan. Vielleicht hilft es dir, wenn du dich über diese Phänomene informierst, damit du sie besser verstehen und die Symptome einordnen kannst. Mach dir klar, dass dein Körper dich mit diesen Mechanismen einmal schützen wollte. Aber manchmal verselbständigt sich so ein Muster und tritt auch außerhalb von Belastungsreaktionen auf.
- **2. Erzähl es!** Viele Betroffene schämen sich dafür, dass sie solche Zustände haben, und behalten es für sich, weil sie denken, andere würden sie für verrückt halten. Das kann viel Druck aufbauen. Darum: Sprich darüber! Diese Mechanismen haben überhaupt nichts mit Verrücktheit zu tun. Es ist eine verzerrte Wahrnehmung, die durch Angst verstärkt wird. Es tut so gut und baut Spannung ab, wenn wir mit jemand Vertrautem darüber sprechen.
- **3. Bedürfnisse identifizieren:** Wovor möchte dich dein Körper gerade schützen, wenn er dich »wegbeamt«? Frag dich, was du brauchst, damit er dich eben nicht mehr durch diese Mechanismen schützen muss. Wenn du zum Beispiel effektive Tools gegen Angst und Panik hast, dann wirst du vor diesen Gefühlen nicht mehr in eine Derealisation flüchten müssen. Dann kannst du selbst wieder dafür sorgen, dass es dir in diesem Moment besser geht.
- **4. Traumaverarbeitung:** Wenn du die Vermutung hast, dass du traumatisiert wurdest, dann kann es wichtig sein, sich in einer Traumatherapie damit auseinanderzusetzen. Durch Depersonalisation oder Derealisation schützt uns unser Körper manchmal vor Traumainhalten, die in uns gespeichert sind. In einer Therapie kann man hilfreiche Methoden erarbeiten, um gut damit umzugehen.

- **5. Stress und Überforderung reduzieren:** Depersonalisation kann auch durch enorme Überlastung entstehen. Unser Nervensystem hat dann nicht mehr ausreichende Ressourcen zur Verfügung, um diesen Zustand auszuhalten, und entfremdet uns von uns selbst. Auch wieder als Schutz. Darum darfst du genau hinschauen, wie es um dein Energielevel steht, ob du dir genügend Pausen nimmst und das Gefühl hast, dass die Aufgaben in deinem Leben schaffbar sind.
- **6. Für Bewegung und sinnvolle Beschäftigung sorgen:** Wie verbringst du deinen Tag? Viele Betroffene beschreiben, dass sie in diese Entfremdung absinken, wenn sie allein sind oder sich nicht genug gefordert fühlen, körperlich und mental. Baue also Bewegung in deinen Alltag ein. Das hilft, um den Körper auf eine gute Weise zu spüren. Plane deinen Tag ausreichend durch und such dir sinnvolle Aktivitäten.
- **7. Kleine Schocks:** Eiswürfel auf das Handgelenk, ein scharfes Minzbonbon in den Mund, eiskaltes Wasser auf die Beine – ein Herausreißen aus der Entfremdung kann gut durch starke äußere Reize erfolgen. Sie helfen dir, wieder ins Hier und Jetzt zu kommen. Wichtig: So etwas dient als kurzfristige Unterstützung. Langfristig solltest du, zum Beispiel in einer Therapie, an den Hintergründen der Depersonalisation oder Derealisation arbeiten.
- **8. Lebensstil prüfen:** Wie lebst du? Sind da zu viel Stress, Alkohol, Drogen, Medikamente, zu wenig Schlaf? All das kann diese Phänomene auch verstärken. Hinterfrage und ändere gegebenenfalls deinen Lebensstil.

GEHEIMTIPP

Wenn dich die Angst wieder einmal mit ihren aufdringlichen Gedanken verfolgt, dann setz dich mit ihr an den Tisch und beginne mit ihr zu sprechen. Stell dir die Angst wie eine lästige Nachbarin vor, die dir ständig ihre Schreckensmärchen erzählt, und du reagierst heute mal völlig übertrieben so, wie wenn du ihr glaubst. Bei jeder furchteinflößenden Geschichte schlägst du die Hand vor den Mund und rufst: »Nicht dein Ernst?! Das gibt's doch nicht?! Das hab ich ja noch nie gehört!«

Du glaubst ihr natürlich kein Wort. Aber das muss sie nicht wissen. Du reagierst völlig geschockt mit weit aufgerissenen Augen. Du spielst ihr Spiel mit. Dann drehst du dich um und gehst schmunzelnd deiner Wege. Ausgetrickst. Sie ist beruhigt, weil sie ihre Stories weitererzählen konnte. Du kicherst, weil du ihr einen Schritt voraus bist. So kannst du Angst und Panik in Schach halten und den Paniktornado zähmen.

ERINNERE DICH DARAN

Bei starker Panik bewegen sich Kopf und Körper in einen maximal aufgeregten Zustand hinein. Alles in dir wird aktiviert, um dein Leben zu retten. Doch diese explosionsartigen Zustände sagen nichts über deinen generellen Geisteszustand aus. Der logische Verstand in dir ist gerade heruntergefahren, er ist aber noch immer da. Wenn die Angst abflaut, reduzieren sich auch die inneren Spannungszustände und du wirst wieder klar im Kopf und ruhig im Körper. Das logische Denken kommt zurück, so wie es das bis jetzt immer getan hat. Immer. Du wirst nicht verrückt, du hast »nur« Angst.

SAG DIR DAS

»Wenn meine Angstzentrale im Kopf das Ruder übernommen hat, dann schrillen die Alarmglocken manchmal so laut und überall ist Hektik und Aufruhr, dass die Vernunft keine Chance hat, durchzukommen. Mein rationales Denken ist aber dadurch nicht verschwunden. Es ist nur gerade nicht so aktiv. Ich bewahre Ruhe. Wenn der Alarm wieder aus ist, ist die Vernunft wieder an. So viel ist sicher!«

VERSUCH ES MAL SO

»Würde ich diesen Gedanken glauben, wenn ich gerade keine Angst hätte? Wenn ich gerade innerlich komplett entspannt wäre, würde ich mich mit dem Thema auseinandersetzen?« Diese Fragen kannst du dir immer wieder stellen, wenn dir die Angst ihre Geschichten erzählt. Glaub der Angst nicht mehr ungefiltert alles. Schau bewusst hin, wenn sie dir ihre Stories auftischt. Erst wenn wir hinschauen, können wir die Gedanken auf ihren Wahrheitsgehalt prüfen.

Daher frage dich: »Würde ich das glauben, wenn ich gerade komplett selbstsicher und in meiner Kraft bin?« Es ist nur ein Gedanke. Ob du ihn glaubst, liegt an dir.

#9

»Ich bin sicher schwer krank!«

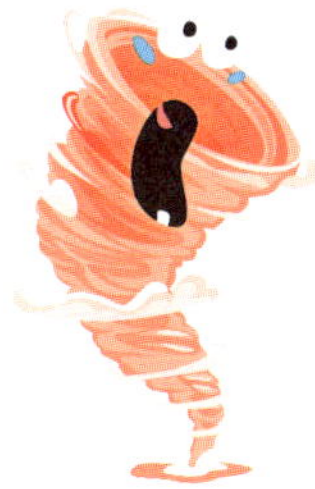

Jeder hat Angst vor Krankheiten. Aber in unterschiedlichem Ausmaß. Und kaum jemand spricht darüber. Täglich werden wir in den Nachrichten, auf Social Media, am Arbeitsplatz, in der Nachbarschaft mit Krankheiten konfrontiert. Manchmal werden wir emotional mehr, manchmal weniger davon berührt. Bei den meisten Menschen, die unter Ängsten und Panikattacken leiden, springt die Angstzentrale bei diesen Themen aber sofort an und präsentiert ihnen ihre Bilder. Und wie du dir vorstellen kannst oder das von dir selbst kennst, sind das keine schönen Bilder und sie können am Ende zu einer Panikattacke führen. Betroffene haben in ihrer Vorstellung schon zig tödliche Krankheiten gehabt, haben sich unzählige Male bildlich im Krankenhaus gesehen und sich der Situation hilflos ausgeliefert gefühlt – immer mit dem Beigeschmack: Für mich wird es keine Hilfe mehr geben! Das ist mein Ende! Der Tod steht schon vor der Tür!

Kein schönes Gefühl! Die Folge davon ist, dass nicht wenige wöchentlich Arzttermine absolvieren, um sich stetig neu abzusichern, dass sie keine schlimme Krankheit haben. Für kurze Zeit haben sie Gewissheit und verlassen die Praxis erleichtert. Zu Hause angekommen überlegen sie aber, ob der Arzt nicht etwas übersehen hat, und stellen seine positive Botschaft infrage. Und schon stecken sie wieder mittendrin in den Grübeleien und googeln ihre Symptome, was die Angst meist noch verstärkt.

Andere, die auch unter Krankheitsängsten leiden, vermeiden jeden Arztbesuch, um sich ja nicht mit einer möglichen Diagnose auseinandersetzen zu müssen. Angehörige werden auch immer wieder zu bestimmten Krankheitsbildern befragt und ob sie abschätzen können, wie hoch das Risiko ist, dass die Betroffenen schwer erkranken oder daran sterben könnten. Der größte Wunsch ist, Sicherheit darüber zu bekommen, dass man gesund ist und lange lebt. Und dieser Wunsch ist ja prinzipiell absolut legitim. Wer wünscht sich das nicht? Manchmal steckt hinter diesen Krankheitsängsten auch ein schweres Schicksal aus der eigenen Geschichte oder aus der Familie, wodurch diese Sorgen nochmals nachvollziehbarer werden.

Die Körpersignale mischen mit

Erschwerend hinzu kommt das im ersten Buchteil bereits beschriebene Phänomen der Körpersignale. Neben der prinzipiellen Angst vor einer Krankheit zeigen sich gelegentlich diese Reaktionen des Körpers, die eben jeder einmal hat. Das Herz schlägt mal schneller, es zwickt hier und zwackt dort, ein Körperteil fühlt sich mal komisch an und der Atem fließt nicht so, wie er soll. Natürlich sollten diese Körpersignale bei einem gehäuften Auftreten einmal ärztlich abgeklärt werden. Meist sind sie völlig harmlos, aber bei Menschen mit generellen Krankheitsängsten führen sie rasch zu einer Verstärkung der Angst und münden nicht selten in einer Panikattacke. Sie werden als Vorboten einer schweren oder sogar tödlichen Krankheit missverstanden.

Es ist leider so: Den Wunsch nach der sicheren Bestätigung, dass wir lange und gesund leben werden, kann uns niemand erfüllen. Niemand kann uns mit Brief und Siegel versichern, dass wir in fünf oder zehn oder 30 Jahren noch leben. Denn: Passieren kann immer etwas. Bei der Bewältigung von Ängsten um die eigene Gesundheit muss es daher immer darum gehen, sich mit dem Thema Ungewissheit bezüglich der Zukunft auseinanderzusetzen. Und das ist für Menschen mit Ängsten besonders schwierig. Am liebsten würden sie alles absichern, jedes Risiko abwägen, alles kontrollieren und nichts dem Zufall überlassen. Doch sie dürfen lernen, dass sie auf manche Dinge nur wenig oder gar keinen Einfluss haben. Und dass das okay ist. Sie dürfen lernen, dem Leben wieder etwas mehr zu vertrauen. Die meisten Dinge kommen eben so, wie sie kommen. Es gibt Risiken, gegen die wir uns nicht absichern können. Wir können nur mit dem Fluss des Lebens mitschwimmen und das Beste aus dem machen, was uns begegnet. Nicht immer geht alles gut aus. Sehr häufig aber eben doch.

FRAG DICH MAL DAS

Wichtig ist, sich immer wieder ins Hier und Jetzt zurückzuholen. Was ist jetzt? Habe ich diese Krankheit bereits? Oder existiert sie nur in meiner Gedankenwelt? Möchte ich mein Leben in der Vorstellung verbringen, eine schwere Krankheit zu haben, die ich vielleicht nie bekommen werde? Was verpasse ich dann alles? Durch deine Beschäftigung mit Krankheiten kannst du keine Krankheit verhindern. Du verhinderst nur das Schöne am Leben jetzt.

#9 DEIN NEUER WEG: FRAG MAL DEINE INNERE WEISHEIT

Unsere Angst kann ja recht störrisch sein und sie lässt sich nicht gern belehren. Schon gar nicht, wenn wir ihr einfach den Mund verbieten. Wenn wir sie und ihre Meinung ausschließen, schleicht sie sich immer wieder mit ihren kleinen fiesen Gedanken in unseren Kopf. Wenn du dir also einfach nur einzureden versuchst: »Diese Krankheit habe ich sicher nicht!«, und den Gedanken daran wegschiebst, kannst du dir sicher sein, dass sie sofort wieder an deine Tür klopft und dir entweder dieselbe oder eine andere Krankheit präsentiert. Aber es gibt eine Möglichkeit, wie wir ihre harte Meinung auch bezüglich verschiedener

Krankheiten aufweichen können, ohne sie wegschieben und ihr Redeverbot geben zu müssen.

Gehen wir einmal davon aus, dass es in dir verschiedene Anteile gibt, Aspekte deiner Persönlichkeit. Und nein, das bedeutet nicht, dass du verrückt oder »gespalten« bist, in vielen Therapieformen wird erfolgreich mit Persönlichkeitsaspekten gearbeitet. Es gibt einen mutigen, einen hoffnungsvollen, einen lustigen und einen wütenden Anteil in dir. Auch der zweifelnde und der ängstliche Anteil sowie chaotische und zuversichtliche Anteile sind vorhanden. In verschiedenen Situationen sind immer andere Aspekte aktiv.

Du kannst dir auch vorstellen, wie du mit unterschiedlichen Brillen auf dein Leben schauen kannst. Setz mal die hoffnungsvolle Brille auf und betrachte dein Leben. Setz mal die liebevolle Brille auf und schaue damit. Und nun setze die wütende Brille auf und schau wieder hin. Du wirst dein Leben (das ja immer dasselbe bleibt) jedes Mal aus einem anderen Blickwinkel betrachten und eine andere Sicht darauf bekommen.

Und nun stell dir vor, es gibt so etwas wie eine innere Weisheit, die über all diese Anteile in dir wacht und die mehr weiß, als alle anderen zusammen. Du kannst durch die Brille dieser tiefen inneren Weisheit auf dein Leben schauen. Dabei kannst du diesen Aspekt von dir auch anders nennen, zum Beispiel deine innere Klarheit, dein innerer Chef oder deine innere Chefin oder wie du magst. Es soll sich für dich gut anfühlen. Dieser innere Anteil repräsentiert die ruhige, klare Instanz in dir, die den Überblick über alle anderen Anteile und dein Leben hat. Dieser Anteil hat eine tiefe Weisheit und Gelassenheit in sich und du kannst dich in jedem Moment mit ihm verbinden. Lass uns das gleich mal ausprobieren.

DEINE PRAXIS:

DEINE INNERE WEISHEIT ERLEBEN

Um ein gutes Gespür für diesen weisen Anteil von dir zu bekommen, verbinde dich mal für einen Moment mit ihm. Such dir ein ruhiges Plätzchen, atme ein paar Mal durch und spür in dich hinein. Vielleicht kannst du dich an eine Situation in deinem Leben erinnern, in der du deine innere Weisheit schon gespürt hast. Als du dich zum Beispiel ganz sicher in einer Entscheidung gefühlt hast. Als du plötzlich wusstest, was zu tun ist. Als in dir etwas mit einem Mal ganz klar wurde. Als sich etwas ganz und gar richtig angefühlt hat. Als da eine innere Stimme war, die dir den Weg gezeigt hat.

Deine innere Weisheit, das bist auch du. Es ist dein innerer Kern. Es ist ein innerer Wegweiser, der weiß, was zu tun ist, und den du vernimmst, wenn du in dich hineinhörst. Mach dir bewusst, dass es da etwas in dir gibt, das immer die Ruhe bewahrt und dir zur Seite steht, wenn es chaotisch wird. Spüre zu dieser inneren Weisheit hin. Sie zeigt dir, wo es langgeht, auch wenn du selbst den Weg gerade nicht siehst.

Wenn dein ängstlicher Anteil nun auf die Krankheitsgeschichten der Angstzentrale einsteigt, dann befrage deine innere Weisheit, deine innere Chefin, was sie dazu sagt. Verbinde dich mit ihr und erforsche, welche Meinung sie zu diesem Thema hat.

Es geht hierbei nicht darum, den ängstlichen Anteil umzustimmen oder niederzudiskutieren. Es geht darum, Ansichten eines anderen Anteils dazuzuholen. Vielleicht mag sich deine innere Weisheit dazu äußern, wie sie das Ganze aus ihrer entspannten Klarheit heraus sieht. Sie kann Aspekte deiner Gesundheit durchleuchten und dir erzählen, welche Krankheiten du schon überwunden hast. Vielleicht holt sie eine gelassene, etwas rationalere Sicht dazu. Sie kann anmerken, wie stark dein Immunsystem ist und dass ihr bis jetzt immer gute Lösungen gefunden habt. Sie kennt dich lange und gut. Sie kann dir in aller Ruhe etwas zu deiner Frage berichten.

Lass deine innere Weisheit sprechen, so lange sie etwas zu sagen hat. Und vielleicht spricht sie auch gar nicht so viel, sondern du spürst einfach, dass da etwas in dir ist, das dich begleitet und weiß, was zu tun ist. Es gibt diese Gewissheit in dir, dass es immer weitergeht. Dass es immer einen Weg gibt. Dass du vertrauen darfst. Und vielleicht kehrt einfach etwas Ruhe in dir ein, wenn du mit deiner inneren Weisheit verbunden bist.

Wenn dich Krankheitsängste oder andere Sorgen aufwühlen, dann verbinde dich mit deiner inneren Weisheit. Es gibt immer noch eine andere Perspektive, die du einnehmen kannst. Eine andere Brille, durch die du blicken kannst. Deine innere Weisheit bringt Klarheit und eine tiefe Ruhe in die Situation. Sie ist sehr weise und klug – und du trägst sie in dir. In jedem Moment deines Lebens.

VIELLEICHT INTERESSIERT DICH DAS

Menschen, die unter starken Panikattacken leiden, schauen dem Tod in ihrer Vorstellung beinahe täglich in die Augen. Sie setzen sich aufgrund ihrer Körpersignale damit auseinander, wie es sein könnte, jetzt sofort zu sterben. Besorgt fragen sie sich, ob sie die nächste Panikattacke überleben werden.

Die Angst vor dem eigenen Tod oder dem Tod von nahestehenden Menschen schwebt oft wie ein unsichtbares Damoklesschwert über uns, obwohl alle im Moment noch quietschlebendig sind. Natürlich: Es gibt nie eine absolute Sicherheit. Das weiß die Angst und genau darauf richtet sie ihren Blick – auf die kleinste Möglichkeit, dass etwas passieren könnte. Dieses ständige Abtasten nach Risiken raubt uns leider die Freude am Leben. Eine Methode, die paradoxerweise sehr befreiend wirken kann, ist: den Tod zu akzeptieren. Ja, das klingt erst mal hart. Aber wenn wir ehrlich sind: Jeder von uns ist irgendwann dran. Das ist eine Tatsache und niemandem von uns neu. Atme bewusst ganz ruhig, während du das liest. Wir leben nicht länger, wenn wir uns ständig vor dem Tod fürchten. Schlimmer noch: Wir verlieren wertvolle Zeit, in der wir das Leben genießen könnten. Die Frage ist, ob es uns gelingt, die Zeit bis zu unserem Tod so zu füllen, dass wir »erfüllt gehen« können. Ob wir unsere Tage so bewusst gestalten können, dass wir irgendwann sagen können: »Ich habe gut und gern gelebt.« Vielleicht ist diese Frage der Anfang von echter innerer Freiheit.

Einer der befreiendsten Gedanken während einer meiner starken Panikattacken mit Todesängsten war: »Okay, dann sterbe ich jetzt eben.« Ich habe ihn auch damals auf der Couch, während ich meine Atemtechnik nutzte und eine Panikattacke das erste Mal widerstandslos zuließ, zu mir gesagt. Die Angst hat mir diesen Gedanken ohnehin schon unzählige Male an den Kopf geschleudert, als ich mitten im Paniktornado steckte. Jedes Mal bin ich voller Panik davor davongelaufen. Auf der Couch habe ich den Gedanken erstmalig zugelassen und ehrlich hingesehen. »Okay, dann sterbe ich jetzt eben.« Viele finden diesen Satz erschreckend, mich hat er befreit. Als ich ihn mir gesagt habe und ihn auch richtig nachfühlen konnte, hat sich plötzlich eine tiefe Ruhe in mir breitgemacht.

Bitte versteh mich nicht falsch: Das bedeutet in keinster Form, dass ich sterben wollte. Es bedeutet, dass ich mich nicht mehr gegen die Angst wehrte. Es bedeutet, dass ich die Angst nicht mehr mit Händen und Füßen wegdrängte. Es bedeutet, dass ich den Kampf gegen die Angst aufgab. Es ist das Zulassen der Angst in ihrer Reinform.

Ich kann nur so viel sagen: Ich lebe noch. Ab diesem Zeitpunkt, als die Panik mit voller Wucht durch mich hindurchgefahren ist und ich sogar den Tod »erlaubt« hätte (obwohl ich immer tief in mir wusste, dass das doch nicht passiert – danke, innere Weisheit), hat sie einen großen Teil ihrer Macht verloren. Denn auch als ich der Angst erlaubt hatte, dass ich jetzt sterben könnte, habe ich weitergelebt. Der Widerstand gegen den Gedanken, dass ich sterben könnte, hat ihn erst so stark werden lassen. Als ich sogar diesen Gedanken erlaubt habe, ist er nach und nach verschwunden.

Mit dieser Strategie möchte ich nicht kleinreden, dass viele von uns Schicksalsschläge durchleben mussten und wertvolle Menschen dabei viel zu früh verloren haben. Ich gehöre auch dazu. Kümmere dich um diese Gefühle. Lass dich professionell begleiten, wenn du selbst nicht weiterkommst. Die radikale Akzeptanz des eigenen Todes kann dir bei Panikattacken helfen, weil du damit der Angst ihren Nährboden entziehst. Die Angst bleibt bestehen, wenn du keinesfalls sterben willst und jeden Gedanken daran mit dem stärksten Widerstand bekämpfst. Wenn du deinen eigenen Tod als eine Möglichkeit akzeptierst, verliert die Angst ihre Argumente.

GEHEIMTIPP

Ein hilfreicher Ansatz bei Krankheitssorgen kann sein, diese Gedanken anders weiterzudenken als bisher. Die Angst schlägt natürlich diesen Weg vor: Komisches Gefühl im Körper heißt tödliche Krankheit heißt Tod. Aber: Unzählige komische Gefühle stellen sich nicht als Krankheit heraus. Und unzählige Krankheiten stellen sich nicht als tödlich heraus. Und nein, natürlich leben wir nicht unendlich. Aber wir sollten andere Möglichkeiten in Betracht ziehen als die Idee der Angst, dass ein kleines Ziehen im rechten Daumen den morgigen Tod bedeutet. Die Angst spricht meist nicht die letzte Wahrheit. Frag dich mal: Wie kann die Geschichte noch ausgehen?

ERINNERE DICH DARAN

Unsere Ängste »schleichen« sich nur zu gern in das Thema Gesundheit. Sie gaukeln uns Krankheiten vor, die wir nicht haben, zeigen uns Bilder von Krankheitsverläufen, die nicht so eintreten, präsentieren uns unseren Tod, obwohl wir kerngesund sind. Es gibt immer viele Möglichkeiten, wie es schlecht ausgehen kann, unterhalten wir uns mal darüber, wie es gut ausgehen kann. »Danke, Angst, dass du mich auf mögliche Krankheiten hinweist. Ich kümmere mich aber erst mal um mein Leben.«

SAG DIR DAS

»Jedes Mal, wenn mir die Angst eines ihrer Schreckensbilder präsentiert, zeige ich ihr ein Bild meiner blühenden Gesundheit. Einatmen, ausatmen, neues inneres Bild entstehen lassen. Einatmen, ausatmen, neues inneres Bild entstehen lassen. Ich bin dankbar für meinen gesunden Körper. Ich bin lebendig. Ich bin sowas von in meiner Kraft!«

VERSUCH ES MAL SO

Anstatt dem Fokus der Angst zu folgen und mögliche Krankheitsszenarien durchzuspielen, frag dich: Wie viele Tage in meinem Leben war ich bisher gesund? Was an mir ist gesund?

#10

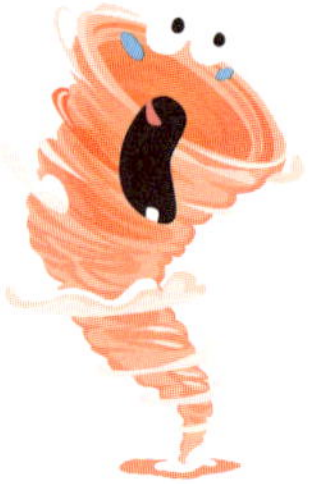

»Die nächste Panikattacke ist schon fast da!«

Nahezu alle Menschen, die unter Panikattacken leiden, kennen sie: die Angst vor der Angst, auch Erwartungsangst genannt. Es ist die Angst davor, wieder Angst oder eine Panikattacke zu bekommen. Dieses Erleben ist einfach extrem bedrohlich. Es wirft uns ordentlich aus der Bahn. Auch wenn wir auf der rationalen Ebene schon wissen, dass uns nichts passieren kann, haben wir Angst davor, dass uns diese übermächtigen Gefühle wieder heimsuchen. Wir haben Angst vor dem Ausgeliefertsein und dem Kontrollverlust.

Bei der Angst vor der Angst beschreiben Betroffene, dass sie andauernd innerlich unruhig und körperlich aufgeregt sind. Wenn man das Nervensystem betrachtet, schwirren sie im orangen Bereich herum und tendieren in Richtung rot. Sie hören ständig in sich hinein, um abzuchecken, ob die Angst schon wieder im Anmarsch ist. Wenn sie an Situationen denken, in denen sie früher einmal Panikattacken hatten, werden sie nervös oder sogar panisch. Dies kann so weit führen, dass sich die Gedanken und Körpersignale im Vorfeld so weit aufschaukeln, dass tatsächlich eine Panikattacke entsteht. Die Zustände werden also nur von der Vorstellung im Kopf ausgelöst! Und viele ziehen dann den Schluss: Wenn ich schon bei dem Gedanken an diese Situation eine Panikattacke bekomme, wird es wohl in der realen Situation umso heftiger sein. Die Folge davon ist, dass vieles vermieden wird, weil die Angst davor zu groß ist, in eine ausweglose Situation des völligen Kontrollverlusts zu kommen. Die Betroffenen ziehen sich zurück und ihr Aktionsradius wird immer kleiner, bis sie kaum mehr vor die Tür gehen.

Die Macht der Vorstellung

An der Angst vor der Angst wird wieder einmal deutlich, wie sehr uns unsere inneren Bilder beeinflussen können. Wir stellen uns vor, wie wir wieder in eine Angstsituation kommen – und zack!, reagiert unsere Angstzentrale darauf und unser Nervensystem beginnt seine Arbeit. Auch wenn wir gar nicht in dieser Situation sind! Dein Gehirn kann Vorstellung und Realität nicht unterscheiden.

Du bist zum Beispiel spätabends allein zu Hause und plötzlich hörst du ein Geräusch. Du erstarrst, hältst die Luft an und wartest angespannt. Wahrscheinlich tauchen innere Bilder davon auf, wie sich ein Einbrecher Zutritt in deine Wohnung verschafft hat. Du stellst dir vor, wie er deine Räume durchsucht, weil er denkt, dass er allein ist. Deine Muskeln spannen sich an, deine Pupillen werden größer und dein Puls geht hinauf. Du stellst dir vor, wie er gleich ins Schlafzimmer kommt. Vielleicht beginnst du zu schwitzen oder zu zittern und ziehst die Decke langsam über dein Gesicht. Du gehst gedanklich durch, wie du dich gleich zur Wehr setzen könntest. Die Tür geht auf …

… und dein Partner kommt herein. Er ist schon einen Tag früher von seinem Seminar zurückgekommen und wollte dich überraschen. Puh, du atmest auf, deine Muskeln werden locker, du entspannst dich und dein Herz beruhigt sich wieder. An diesem Beispiel kannst du es sicher nachempfinden: Deine Angstzentrale reagiert auf deine Vorstellungen. Auch wenn diese Vorstellungen nicht den Tatsachen entsprechen. Aber allein deine blühende Fantasie kann Angstzustände auslösen. Jeder Mensch, der unter Panikattacken leidet, kennt das. Es ist aber wichtig, dass du dir das noch mal ganz klar bewusst machst: Dein Gehirn reagiert auf deine Gedanken. Und deine Gedanken sind keine Tatsachen. Es sind nur Ideen und Geschichten. Es sind Vorschläge. Du kannst alles denken. Nichts davon muss wahr sein. Hinterfrage daher immer wieder deine Gedanken auf ihren Wahrheitsgehalt.

Wenn du nun immer wieder an eine Situation denkst, die dir Angst macht, in der es dir nicht gut geht oder die in deiner Vorstellung schlecht ausgeht, dann ist die logische Konsequenz für deine

Angstzentrale: Das lassen wir lieber sein, wenn das so ausgeht. Du gehst also in die Vermeidung, in der Hoffnung, dass die Ängste dadurch weniger werden. Leider ist jedoch das Gegenteil der Fall. Oft wird die Angst vor diesen Situationen noch größer. Warum? Weil du nie eine korrigierende Erfahrung machst und in deinem Gehirn eine bisherige schlechte Erfahrung oder die Vorstellung davon als letzte abgespeichert bleibt.

Damit unser Gehirn lernen kann, dass in dieser Situation keine reale Gefahr droht, muss es die Erfahrung machen, dass tatsächlich nichts passiert. Wenn du Angst vor Panikattacken auf der Autobahn hast, wird sich diese Angst nicht lösen, wenn du nur noch mit dem Fahrrad fährst. Wenn du Angst davor hast, bei einem Meeting eine Panikattacke zu bekommen, wird sich die Angst nicht lösen, wenn du dir einen Job ohne jedes Meeting suchst. Wenn du Angst davor hast, eine Panikattacke zu bekommen, wenn du allein bist, wird sich die Angst nicht lösen, wenn du ab sofort alles in Begleitung unternimmst. Wenn wir etwas vermeiden, schafft das zwar kurzfristig Erleichterung, darum denken wir ja oft, dass das die richtige Strategie ist. Langfristig lösen wir unsere Ängste dadurch aber nicht. Wie also stattdessen damit umgehen?

#10 DEIN NEUER WEG: WIRKLICH HINSCHAUEN

Nun hört man ja immer wieder, dass man sich seinen Ängsten stellen muss, wenn man sie überwinden möchte. Und viele Menschen versuchen das, kommen aber nicht weiter. Ganz oft lese ich von Menschen: »Ich stelle mich ständig meiner Panik. Ich vermeide nichts mehr. Ich begebe mich tagtäglich in die Angstsituation, zwinge mich sogar dazu, aber ich habe immer wieder Angst davor und bekomme Panikattacken. Ich quäle mich in diese Situation hinein und ignoriere die Panik weitestgehend, damit ich nicht flüchten muss, und die Panik wird nicht kleiner. Was mache ich falsch?«

Was tun diese Menschen? Sie begeben sich mit geducktem Kopf in die Situation, lenken sich komplett vom Angstgeschehen im Kopf und im Körper ab und laufen schnell wieder aus der Situation heraus. Obwohl sie es ausgehalten haben, hatten sie trotzdem wahnsinnige Angst oder eine Panikattacke. Manchmal hatten sie weniger Angst, aber verschwunden war sie nie.

Diese Art der Konfrontation, bei der man in die Angstsituation hineingeht, sich dort mit allen nur denkbaren Mitteln ablenkt, sich durchquält und wieder rausgeht – sie funktioniert nicht. Denn: Was lernt die Angstzentrale bei dieser Vorgehensweise? Was schlussfolgert sie bei der Strategie »Augen zu und durch«? Unsere Angstzentrale lernt tatsächlich nichts. Eigentlich lernt sie sogar immer wieder, dass es eine enorm schlimme Situation ist. Wir flüchten zwar nicht physisch, wir flüchten aber gedanklich. Wir bleiben zwar körperlich anwesend, sind aber gedanklich ganz weit weg und lassen auch die Gefühle nicht zu. Tatsächlich vermitteln wir unserer Angstzentrale sogar, dass diese Situation so schlimm sein muss, dass wir gar nicht richtig hinsehen können und uns ablenken müssen. Das Nervensystem bleibt im orangen oder roten Bereich, der Körper bleibt aufgewühlt, die Gedanken produzieren weiterhin ihre Horrorgeschichten. Viele Menschen beschreiben, dass sie die Situation nur mit enorm starker Angst durchgestanden haben. Und wenn sie das nächste Mal in diese Situation kommen, haben sie – natürlich – wieder Angst. Der Lerneffekt bleibt aus.

FRAG DICH MAL DAS

Was machst du, wenn du dich in eine Angstsituation begibst? Wenn du in der Supermarktschlange nervös wirst? Wenn beim Autofahren die Panik auftaucht? Holst du schnell dein Handy aus der Tasche und lenkst dich ab? Drängst du Angstgefühle sofort beiseite? Denkst du gleich an etwas anderes?

DEINE PRAXIS:

AUGEN AUF UND DURCH

Damit die Angst in solchen Situationen weniger werden kann, dürfen wir die Augen aufmachen, zur Angst hinsehen und uns Schritt für Schritt beruhigen. Es geht also darum, die Strategie zu ändern, hin zu »Augen auf und durch«. Wenn du in der Situation bleibst und dich mit der Angst konfrontierst, bedeutet das Konfrontation auf allen drei Ebenen: Auf der Körperebene, auf der Gefühlsebene und auf der Gedankenebene. Spüre einfach wertfrei, was in dir passiert. Du kannst hierfür Übungen nutzen, um dein Nervensystem zu regulieren. Atme vor allem ruhig und bring dadurch Ruhe in deinen Körper. Spüre deine Füße auf dem Boden. Nimm wahr, was passiert. Fühl die Gefühle, die auftauchen. Lass sie zu. Lenk dich nicht ab. Setz dich dem, was passiert, in ganz kleinen Schritten aus.

Das kann sich am Anfang ziemlich bedrohlich anfühlen. Geh langsam vor. Es geht darum, zur Angst hinzusehen. Sie neutral zu beobachten. Die Körpersignale wahrzunehmen. Wertfrei hinzuspüren. Sich anzusehen, was sie da macht. Ohne dich dagegen zu wehren. Es kann sein, dass dein Herz schneller schlägt. Nimm es nur wahr. Es kann sein, dass du zu schwitzen beginnst. Eine ganz normale Reaktion. Spüre, wie sich die Gefühle anfühlen. Nimm auch die Gedanken wahr. Aber immer in deiner neutralen Beobachterposition. Nimm wahr, aber bewerte nicht. Erinnere dich immer wieder, dass da einfach wahnsinnig viel Energie in deinem Nervensystem ist. Dass sich deine Angstzentrale einmischt und ihre eintrainierten Muster ablaufen lässt, die sie vielleicht schon seit vielen Jahren abspielt.

Wenn du es noch nicht wagst, ganz hinzusehen, dann schau mal nur durch einen kleinen Spalt zwischen deinen Fingern hindurch, wenn du sie vor dein Gesicht hältst. Lerne die Angst kennen. Beobachte, was sie so macht. Es ist nur dein Nervensystem, das hochfährt. Beruhige dich selbst dabei. Atme ruhig. Lockere deine Muskeln, wenn sie angespannt sind. Sprich beruhigend mit dir. Und wage dich immer wieder ein Stück weiter nach vorn.

Überfordere dich nicht, aber bleib dran. Der Weg aus der Angst heraus führt durch sie hindurch. Du darfst die Angst kennenlernen. Lass dich aber nicht mitreißen. Du musst dich nicht in ihrer Spirale mitdrehen. Schau ihr in die Augen. Weiche nicht zurück. Dadurch verliert sie ihre Macht. Du kannst diese Gefühle regulieren. Du kannst sie durch dich hindurchfließen lassen. Keine Ablenkung, keine Gegenwehr. Je besser du die Abläufe der Angst kennenlernst, umso weniger werden sie dich berühren. Glaub mir.

Warum das perfekte Gelingen gar nicht so wichtig ist

Nicht jeder Versuch wird perfekt gelingen. Da wird Panik sein. Da wird auch immer mal wieder eine Panikattacke sein. Diese intensiven Gefühle lassen sich nicht gleich abschalten, wenn wir die Augen aufmachen und hinsehen. Sie können sich sogar anfangs ziemlich intensiv zeigen, weil wir uns in der bedrohlich wirkenden Situation nicht ablenken und die Angst das erste Mal seit Langem wirklich spüren. Daher könnte es Momente geben, in denen du am liebsten den Kopf in den Sand stecken und wieder in deine Augen-zu-und-durch-Strategie flüchten würdest. Und es ist auch völlig okay, wieder in deine sichere Zone zurückzukommen, wenn du dich überfordert hast. Du darfst auch wieder einmal wegschauen von der Angst. Aber langfristig hilft dir das Wegsehen nicht aus der Angst heraus. Das Ziel ist, dass du dich den Gefühlen zuwendest und einen neuen Umgang mit der Angst findest.

GEHEIMTIPP

Reagierst du immer auf die gleiche Weise, wenn die Angst kommt? Verhältst du dich immer gleich, wenn der erste Anflug von Panik spürbar wird? Wenn du immer gleich reagierst, reagieren auch dein Körper und dein Kopf immer gleich. Die Angst lässt ganz automatisch ihre Muster in dir abspielen. Wenn du diese Vorgänge ändern möchtest, dann mach mal etwas, das du sonst niemals machen würdest. Singe voller Inbrunst deinen Lieblingssong, tanze schwungvoll durch deine Wohnung, laufe beschwingt die Straße entlang und lache dabei. So komisch sich das vielleicht für dich anhört, es ist wirksam. Denn du bringst die Angst und ihre eintrainierten Muster damit durcheinander. Wenn du dich anders verhältst als sonst, bremst du den in der Ferne aufbrausenden Paniktornado, denn die Angst kann nicht so reagieren wie sonst immer. Auch sie muss ihre Reaktion an dich anpassen. Mach etwas völlig Unerwartetes – du kannst dir dafür jetzt schon einen absoluten Power Song auf deinem Handy abspeichern. Den hörst du ab jetzt immer an, wenn die Angst als Vorbote einer Panikattacke auftaucht. Du bewegst dich dazu. Du wirst merken, dass du Einfluss darauf hast, was die Angst und die Panik tun. Vielleicht kannst du jetzt noch nicht beeinflussen, dass sie in einer gewissen Situation auftritt. Aber du hast Einfluss auf deine Reaktion. Und darin liegt eine riesengroße Macht.

VIELLEICHT INTERESSIERT DICH DAS

Immer wieder liest man in Büchern und Selbsthilfeforen von einer Methode, die bei einer akuten Panikattacke helfen soll: Zähle fünf Dinge auf, die du siehst. Zähle drei Dinge auf, die du riechst. Zähle die Steine am Boden und Ähnliches mehr. Der Hintergrund ist, dass man sich auf diese Weise stark auf etwas anderes konzentriert und von der Panik abgelenkt ist. Und ja, diese Methode kann kurzfristig funktionieren. Aber wie du bereits gelesen hast, hat sie einen Haken. Es ist eine Methode der Ablenkung. Sie lenkt dich von dem ab, was in deinem Körper und in deinem Kopf passiert. Und das ist genau genommen eine Flucht. Zwar nicht aus der Situation, aber aus deiner Gefühls- und Gedankenwelt. Langfristig unterstützt dich das leider nicht, weil dein Gehirn nichts Neues dabei lernt.

Es scheint mir wichtig, noch mal zu erwähnen: Augen auf und durch bedeutet nicht, dass du dich ab sofort jede Minute in den Paniktornado begeben sollst und alles mit offenen Augen durchmachen musst, egal, wie sehr er dich beutelt. Ablenkungsmethoden schaffen manchmal einen Moment des Durchatmens und der Erleichterung. Auch diese Phasen sind wichtig. Denn Panikattacken und die Konfrontation damit können herausfordernd sein. Mach beim Üben immer wieder Pausen. Wenn du dich zu sehr überwältigt fühlst, ist es völlig okay, eine Ablenkungsmethode zu nutzen – als eine Art Selbstschutz.

Wichtig ist nur, dass du dich nach einer ausreichenden Pause den Gefühlen wieder zuwendest. Speziell am Beginn der Angstbewältigung können sich diese Phasen gut abwechseln: Du hast Zeiten, in denen du zur Angst hinschaust, und welche, in denen du von der Angst wegschaust. Damit unser Nervensystem wieder lernt, selbstständig in den grünen Bereich zurückzukommen, dürfen wir es auf keinen Fall ständig in den roten Bereich drängen, in dem es dauernd überfordert ist und keine Ruhe findet.

ERINNERE DICH DARAN

Wenn wir etwas Schlimmes erlebt haben, ist es logisch, dass wir Angst davor haben, dass es uns noch mal passiert. Wenn wir eine schlimme Panikattacke hatten, haben wir Angst, dass es uns noch mal so geht. Oftmals vermeiden wir dann. Nicht nur die Situation an sich, sondern wir lenken auch gedanklich unsere Aufmerksamkeit weg, wenn wir panisch werden. Das ist ein ganz natürlicher Reflex. Fang an, immer öfter hinzuschauen. Atme ruhig, bring deinen Körper in eine entspannte Haltung und wende dich in kleinen Schritten der Angst zu. Ja, das wird dich aufwühlen. Das ist ebenfalls eine ganz natürliche Reaktion. Deine Aufgabe ist es, immer wieder Ruhe in dein Nervensystem zu bringen. Bis es gelernt hat, dass dies keine Situation ist, vor der es Angst haben muss. Du wirst erstaunt sein, wie gut dein Nervensystem lernen kann.

SAG DIR DAS

»Ich kann einen neuen Umgang mit der Angst lernen. Ab heute betrachte ich sie als ein Gefühl wie jedes andere. Sie zeigt sich und ich kann darauf reagieren, wenn ich möchte. Ich schaue nicht mehr weg. Ich verbinde mich mit meiner inneren Stärke. Ich verbinde mich mit dem Wissen, dass jedes Gefühl vorbeigeht. Ich schaue hin. Und merke plötzlich, dass die Angst kleiner wird, wenn ich mich nicht mehr klein mache. Wir begegnen uns auf Augenhöhe. Jeder hat seine Berechtigung. Aber ich lasse sie nicht mehr über mein Leben bestimmen.«

VERSUCH ES MAL SO

Kannst du dich eigentlich noch an deine innere Stärke erinnern? Weißt du noch, was du alles schaffen kannst? Wenn du dich in eine Augen-auf-und-durch-Situation begibst, dann verbinde dich mit dem mutigsten Teil in dir. Mach dir deine Kraft wirklich bewusst. Schau zurück, was du schon gemeistert hast. Durch welche schwierigen Zeiten du schon gegangen bist. Und mach dir klar, dass es deine eigene Kraft war, die dich da durchgeführt hat. Niemand anderes hat es für dich getan. Du allein mit deinem Mut, deiner Stärke, deinem Durchhaltevermögen bist durch diese Dinge hindurchgegangen.

Richte dich auf. Mach dich groß. Spüre deine Stärke. Spüre deine Kraft. Mach dir klar, wie stark du wirklich bist. Fühl diese Kraft durch deinen ganzen Körper fließen. Lass diese Stärke durch deine Gedanken strömen. Du kannst die Dinge in die Hand nehmen. Du kannst etwas verändern. Du kannst für dich losgehen. Du hast so viel Power in dir, die du noch gar nicht voll genutzt hast. Mach sie dir bewusst. Und dann geh auf die Angst zu. Schau nicht mehr weg. Für dich. Für dein Leben. Du bist viel stärker, als du denkst. Wir schaffen das.

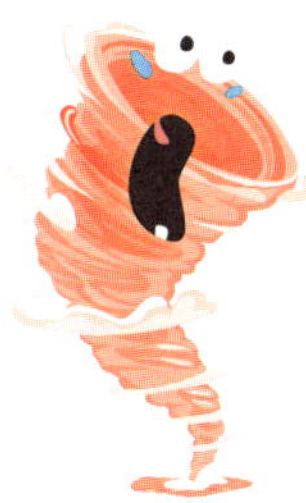

#11

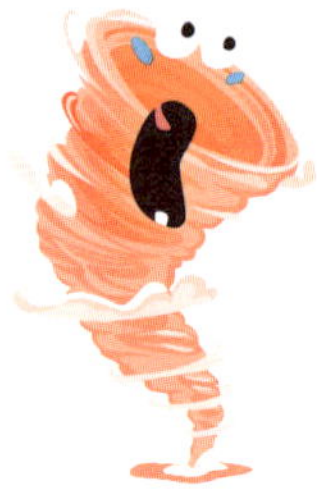

»Meine Angst darf niemandem auffallen!«

Einige der schlimmsten Panikattacken hatte ich in Momenten, in denen ich keine Angst haben durfte oder sollte – so dachte ich das zumindest. In vielen sozialen Situationen, in denen ich keinesfalls in Panik geraten wollte, versuchte ich mit aller Kraft, die Gefühle zu unterdrücken. Ich versuchte, die Gedanken an die drohende Attacke zu verbannen. Ich versuchte, den Gefühlstornado in irgendeine untere Schublade zu stecken. Ich versuchte, den Körper, der gerade zu explodieren begann, zur Ruhe zu zwingen.

Denkst du, dass das geklappt hat? Wir kennen alle die Antwort. Es ist ungefähr so, wie wenn du einen Ball unter Wasser drückst. Das kann kurz klappen und dann schießt er plötzlich an einer anderen Stelle hervor. Es ist, wie wenn du versuchst, die Öffnung eines ausbrechenden Vulkans noch schnell zuzustopfen. Ein hoffnungsloses Unterfangen. Genauso ist es mit Panikattacken. Je mehr wir den inneren Tornado wegdrücken und von uns weglenken wollen, umso stärker wird er.

Warum wollen wir Panikattacken eigentlich unterdrücken?

Ganz einfach: Wir haben Angst davor, dass diese übermächtigen Gefühle uns völlig einnehmen. Dass sie uns (wieder einmal) mitreißen und wir ihnen hilflos ausgeliefert sind. Wir möchten diese Gefühle nicht haben, darum versuchen wir mit aller Macht, sie irgendwie wegzubekommen. Dazu kommt oft: Wir schämen uns für unsere Angst. Wir möchten nicht, dass die Panik jemandem auffällt. Unsere Körpersignale kommen uns selbst komisch vor und jetzt sollen wir auch noch anderen davon erzählen? Oder riskieren, dass sie es merken? Nein, danke. Wir denken, Angst ist uncool. Wer hat schon gern Angst? Angst wird von uns selbst oft mit Schwäche verbunden. Und wer gibt Schwäche gern zu?

Manchmal hören wir Sätze wie »Angst haben doch nur Kinder. Bist du ein Kind?« oder »Männer haben keine Angst!« oder »Davor hast du Angst?!? Da braucht man doch keine Angst haben!« oder »Stell dich nicht so an, das kann doch jeder!« Das verunsichert uns. Wir fragen uns auch, ob wir unseren Job behalten werden, wenn wir offen über Panikattacken sprechen. Wir denken darüber nach, ob uns die Freunde noch respektieren, wenn wir ihnen erzählen, was da in uns vorgeht. Wir grübeln, ob uns der Partner noch liebt, wenn wir plötzlich nicht mehr wie gewohnt »funktionieren«. Leider haben viele tatsächlich die Erfahrung gemacht, dass sie schief angeschaut werden, wenn sie sich öffnen. Und deshalb verschließen sie sich schnell wieder.

FRAG DICH MAL DAS

Wie ist das bei dir? Erlaubst du dir, Angst zu haben? Schämst du dich dafür? Warum? Was assoziierst du damit? Dürfen andere davon erfahren? Was, denkst du, würden andere über dich denken? Stehst du zu deinen Gefühlen? Was denkst du über andere, die Angst haben? Welche Erfahrungen hast du gemacht, nachdem du jemandem von deinen Ängsten erzählt hast?

Sprichst du mit anderen über deine Ängste?

Bei aller Sorge: Warum ist es so befreiend, darüber zu reden? Panikattacken sind manchmal ein Zeichen dafür, dass sich angestaute Energie ein Ventil sucht. Das können Gedanken sein, die man nicht ausspricht. Es können traurige Erfahrungen sein, die man gemacht hat. Es können Gefühle sein, die zu lange unterdrückt wurden. Es kann Stress sein, der viel zu lange ausgehalten wurde. Es kann die Vergangenheit sein, die schwer auf unseren Schultern lastet. Es können Sorgen sein, die uns fast zum Explodieren bringen. Wut, die viel zu lange nicht gespürt wurde. All das staut sich in uns auf und irgendwann sucht sich unser überlastetes Nervensystem ein Ventil namens Panikattacke. Doch auch diese versuchen wir zu unterdrücken und wir sprechen nicht darüber. Was meinst du? Klingt das nach einem zielführenden Vorgehen?

Vielleicht kannst du eine neue Umgangsform mit dem Thema Panikattacken finden. Lass es raus. Erzähl von deinen Körpersignalen. Sei wütend. Sei traurig. Hab Angst. Sprich es aus, wenn du eine Panikattacke hast. Sag es: »Ich habe eine Panikattacke.« Berichte von den furchteinflößenden Gefühlen. Steh dazu, dass du gerade wahnsinnige Angst hast. Sag, was dein Körper dabei macht. Angst ist menschlich. Erzähle vom Gefühlschaos in dir. Weine, wenn du dich danach fühlst. Schreie laut, wenn du das brauchst. Erlaube dir, Angst zu haben. Die Angst darf da sein. Gib ihr Raum. Wenn du ihr den Raum widerstandslos gibst, dann verzieht sie sich wieder.

Du darfst Angst haben. Es ist das Natürlichste auf der Welt. Lass das Gefühl raus, denn das lindert den Druck. Es geht nicht darum, dass du ein großes Plakat an deine Haustür hängst und damit alle Nachbarn über deinen seelischen Zustand informierst. Wähle Menschen aus, die dir nahe stehen, vertrau dich ihnen an und schau, was passiert. Schritt für Schritt. Vielleicht hast du in deiner Umgebung jemanden, mit dem du dich sicher genug fühlst. Wenn du mit solch einer Person über deine Sorgen und Gedanken sprichst, kann das eine doppelte Wirkung haben. Einerseits machst du das Ventil auf und der Druck kann entweichen. Gleichzeitig kann dir das ruhigere Nervensystem des anderen dabei helfen, selbst ruhiger zu werden. Das nennt sich Co-Regulation und kommt aus der Traumatherapie. Die Ruhe und Sicherheit, die eine andere Person ausstrahlt, hilft deinem Nervensystem, in den grünen Bereich zurückzukommen.

Über Ängste zu sprechen, kann ihnen viel von ihrer Macht nehmen. Für den Beginn kann es aber wichtig sein, nicht zu viel vom anderen zu erwarten. Manche Menschen können von unserer Geschichte auch überfordert sein und brauchen erst mal Zeit, um sich zu sortieren und das Ganze einzuordnen. Sei also auch darauf gefasst, dass dir nicht gleich jeder um den Hals fällt und seine uneingeschränkte Hilfe anbietet. Wenn du lange Zeit eine »Mir geht es gut«-Fassade aufrechterhalten hast, kommt es für einige vielleicht unerwartet, wenn du alles auf den Tisch legst. Hab also auch du Verständnis dafür, wenn andere nicht so reagieren, wie du es dir möglicherweise gewünscht hast. Das kann wehtun. Aber vielleicht findet ihr zu einem späteren Zeitpunkt noch mal neu die Möglichkeit, darüber zu sprechen.

#11 DEIN NEUER WEG: STEH ZU DIR UND SAG OKAY

Bevor du vor anderen zu deiner Angst stehst, die dich gerade begleitet, frag dich mal: Stehe ich selbst zu mir? Oft geben wir es vor uns selbst nicht zu, dass wir mitten in der Tinte stecken. Wir wollen meist gar nicht, dass uns die ganze Tragweite bewusst wird. Wir wurschteln uns irgendwie durch. Wir verstecken unsere wahren Gefühle. Lieber schauen wir nicht hin, weil wir denken, der Schlamassel verzieht sich schon irgendwie von selbst. Wir erfinden Ausreden vor anderen, warum etwas nicht geht, und glauben uns diese Ausreden manchmal schon selbst. Kino? Ach, da möchte ich sowieso nicht mehr hin. Ein Besuch im Restaurant? Ach, ich esse lieber zu Hause. Ein Treffen mit Freunden? Ach, den einen mag ich eh nicht so. Wir bauen unser Leben rund um die Panikattacken herum. Wir überleben irgendwie. Aber ist es das, wie wir leben wollen?

Ein sehr befreiender Moment kann es sein, wenn wir ehrlich hinschauen und uns ganz offen eingestehen: »Ich habe gerade ein Thema mit Angst.« Oder: »Ich habe gerade Angst.«

Wie geht's dir, wenn du diese Sätze liest und ein bisschen hinspürst? Ich weiß, das kann wehtun. Es kann auch Angst machen. Wenn du das Thema bisher auf die lange Bank geschoben hast, kann es erst mal ungewöhnlich sein, sich diese vermeintliche Schwäche (die ja gar keine ist, es fühlt sich aber manchmal so an) einzugestehen. Lass dir dafür Zeit. Es ist ein Prozess, der nicht nach dem Lesen eines solchen Satzes abgeschlossen ist.

Warum kann ein Eingeständnis befreiend sein? Es ist oft der Moment, in dem du den Weg einer wirklichen Bewältigung und Veränderung betrittst. Sich etwas einzugestehen, bedeutet ja nicht, dass es jetzt so ist und die nächsten 100 Jahre so bleiben muss. Erst wenn du dir etwas eingestehst, kannst du dich darum kümmern und daran arbeiten. Du kannst ehrlich hinschauen. Du kannst ehrlich mit dir selbst sein und musst dir keine Ausreden mehr einfallen lassen. Du stehst zu dem, wer du bist, und dazu, dass Angst jetzt gerade (!) in deinem Leben vermehrt da ist. Ein Eingeständnis kann auch viel innere Ruhe erzeugen. Du musst nichts mehr wegschieben, nichts unterdrücken, du musst dich selbst nicht mehr anlügen.

DEINE PRAXIS:
GIB DEIN OKAY

Such dir einen Ort, an dem du dich wohlfühlst, und schenk dir ein paar Minuten nur für dich. Nimm eine bequeme Sitzposition ein und lockere deine Muskeln. Komm bei dir an. Und nun geh in eine innere Okay-Haltung dir selbst und der Welt gegenüber. Sag dir, dass es okay ist, dass es jetzt gerade so ist, wie es ist. Dass da gerade ein Angstthema ist. Es ist okay. Atme dazu ruhig ein und aus. Es ist okay, dass du es für eine Zeit nicht wahrhaben wolltest. Es ist okay, dass es so gelaufen ist.

Spür mal in dich hinein. Atme ruhig und lass los. Entspanne deinen Körper dabei. Vielleicht magst du mal tief seufzen. Ein hörbares Ausatmen, mit dem du all die Anspannung der letzten Jahre gehen lässt. Und noch einmal. Es ist okay, wie es gerade ist. »Ich bin okay damit. Ich gebe mein Okay dazu. Es ist okay.«

Okay mit etwas zu sein, bedeutet nicht, dass wir es gutheißen oder dass wir es super finden. Okay mit etwas zu sein, bedeutet, dass wir akzeptieren, dass etwas jetzt gerade im Moment so ist. Es bedeutet, dass wir es jetzt gerade nicht ändern. Es bedeutet, dass wir jetzt gerade keine Energie in einen Kampf gegen oder für etwas stecken. Okay mit etwas zu sein, bedeutet, für den Moment seinen Frieden damit gefunden zu haben. Spür mal ein bisschen in diesen Frieden hinein. Ja, diese Gefühle sind jetzt gerade Teil deines Lebens. Das muss nicht für immer so bleiben. Aber jetzt gerade ist es so. Es ist okay, dass es jetzt gerade so ist. Du bist okay, so wie du jetzt gerade bist.

Vielleicht begleiten dich in diesem Moment Körpersignale. Das ist okay. Du bist okay.

Vielleicht sind da immer wieder doofe Gedanken. Das ist okay. Du bist okay.

Vielleicht nervt dich die Angst schon viel zu lange. Das ist okay. Du bist okay.

Vielleicht ist da gerade viel Gefühlschaos in dir. Das ist okay. Du bist okay.

Vielleicht fährt dein Nervensystem immer mal wieder hoch. Das ist okay. Du bist okay.

Vielleicht ist da gerade Angst. Das ist okay. Du bist okay …

Spür mal in dieses Okay hinein. Es ist okay. Es ist jetzt gerade so.

Kein Kampf. Kein Wehren. Kein Wegdrängen. Kein Wegsehen.

Du bist jetzt gerade okay damit.

Es ist okay. Es ist okay. Es ist okay.

Du bist genau so, wie du bist, wertvoll, genau so liebenswert und genau so wichtig für diese Welt – mit oder ohne Angst. Angst ist nur eine Begleiterscheinung, die nichts über deinen Wert als Mensch aussagt. Jeder hat mal Angst. Du hast vielleicht gerade einfach mehr Angst als andere. Und das ist okay. Du bist okay.

Und noch mal: Okay ist keine Zustimmung. Es bedeutet nicht, dass du diese Dinge in deinem Leben haben willst. Es bedeutet nur, dass du jetzt gerade akzeptierst, dass es so ist. So, wie es ist, muss es nicht bleiben. Aber es kann sehr wichtig sein, den Ist-Zustand einfach mal anzunehmen. Es ist okay.

Vielleicht spürst du, dass diese Okay-Haltung der Angst gegenüber etwas mit dir macht. Wenn wir ihr nicht mit voller Lautstärke ein Nein entgegenbrüllen, wenn wir die Zügel lockern, dann wird es oft schon leichter in uns. Ruhiger. Entspannter. Die Muskeln lockern sich das erste Mal seit Langem. Die Schultern sacken herunter. Mach dir diese körperliche Erleichterung bewusst, wenn du sie spürst. Es ist so wichtig, immer wieder den Druck rauszunehmen. Immer wieder die Anspannung loszulassen. Und eine Okay-Haltung allem gegenüber einzunehmen, was sich gerade zeigt, kann dafür eine richtig gute Strategie sein.

GEHEIMTIPP

Vielleicht hilft dir auch die Idee, Frieden mit der Angst zu schließen. Hisse die weiße Fahne. Ihr habt euch da wohl beide in etwas verrannt. Reich ihr die Hand. Schließ Frieden mit ihr. Und mit dir. Keine Kämpfe mehr. Keine Diskussionen mehr. Einfach nur Frieden. Und vielleicht könnt ihr sogar nebeneinander weitergehen. Jede Seite mit ihrer Berechtigung. Jede Seite mit ihrem Platz. Aber ohne Drama. Ohne Gegeneinander. Du gehst deinen Weg – und die Angst darf leise mitlaufen, ohne dich ständig aufzuhalten.

Und noch ein Tipp: Du weißt ja bereits, dass du jede Strategie in diesem Buch auch in weiteren Angst- und Paniksituationen anwenden kannst und sie nicht nur dort wirksam ist, wo ich sie eingeordnet habe. Du kannst die Okay-Haltung auch ganz wunderbar bei Körpersignalen anwenden, bei Angstgedanken, bei innerer Unruhe. Geh innerlich in ein tiefes Okay. Geh in eine echte Annahme der Situation, wie sie jetzt gerade ist. Sag Okay zu dem Gedanken, zu dem Gefühl, zu der Empfindung. Oft stellt sich mit einem tiefen, ehrlichen Okay ganz viel Frieden in uns ein.

VIELLEICHT INTERESSIERT DICH DAS

Frag dich mal, wer du noch bist außer »der oder die mit den Panikattacken«. Manchmal hat die Angst uns und unser Leben so sehr in Beschlag genommen, dass wir das Gefühl haben, da ist nur noch Angst und wir sind nur noch Angst. Doch du bist so viel mehr. Wer bist du noch? Was sind deine Stärken? Was macht dich aus? Wer bist du als Mensch? Schnapp dir gleich Zettel und Stift und schreib das auf.

ERINNERE DICH DARAN

Sich ängstlich zu fühlen, ist menschlich. Wenn du dieses Gefühl bei dir selbst akzeptierst, kannst du auch vor anderen dazu stehen. Du hast eben gerade mehr Angst als andere. Genauso, wie man wütender oder trauriger sein kann als andere. Dein Angstlevel ist gerade erhöht. Das lässt sich aber wieder reduzieren. Geh in eine Okay-Haltung der Angst, dir selbst und der Welt gegenüber. Und lass damit jeglichen Druck von dir abfallen, dass du genau jetzt in diesem Moment etwas daran ändern musst. Spüre hin, wie der Druck dadurch schon nachlässt. Es ist okay. Du bist okay.

SAG DIR DAS

»Ich bin ein Geschenk für die Welt. Egal, mit wie viel Angst. Egal, mit wie vielen aufbrausenden Gefühlen. Egal, mit welchen schrägen Gedanken. Egal, mit welchen komischen Dingen, die der Körper macht. Das ist okay. Ab heute stehe ich zu mir und akzeptiere mich so, wie ich jetzt gerade bin. Ich sage Okay zu mir. Ich sage Okay zu meinen Gefühlen. Ich sage Okay zu meinen Gedanken. Ich sage Okay zu meinem Körper. Im Moment gibt es mich nur gemeinsam mit diesem Rucksack an Gefühlen. Ich weiß, dass ich ihn wieder ablegen kann. Ich weiß, dass ich ihn aufmachen, mich mit dem Inhalt auseinandersetzen und vieles loslassen kann. Ich werde diesen Rucksack nicht immer mit mir herumtragen. Der Tag wird kommen. Aber jetzt gerade ist er noch nicht da. Das ist okay so.«

VERSUCH ES MAL SO

Erstelle mit einer vertrauten Person einen Notfallplan, wie sie dich bei der nächsten Panikattacke unterstützen kann. Angehörige und Freunde sind oft genauso hilflos wie wir selbst, wenn die Panik anrollt. Bei uns ist die Vernunftzentrale in dem Moment gedrosselt und wir erinnern uns oft an keine einzige Strategie, die wir uns vorher überlegt haben. Setz dich daher mit für dich wichtigen Menschen zusammen und arbeite mit ihnen gemeinsam einen Plan aus, der bei der nächsten Angstwelle helfen kann. Schreib alles auf, was dir bis jetzt schon mal geholfen hat. Notiere Sätze, die dich schon einmal beruhigt haben. Sammle Übungen, die schon einmal Erleichterung geschaffen haben. Schreib Gedanken auf, die dich schon einmal aus der Panikspirale geholt haben. Leg all das bereit.

Nicht jede Panikattacke ist gleich. Je nachdem, wie stark sie ist, in welcher Situation sie kommt und in welcher Verfassung du gerade bist, kann es sein, dass dir andere Dinge helfen. Mal wirst du eine Berührung oder Umarmung angenehm finden, mal engt sie dich ein. Mal wirst du einen Spaziergang erleichternd finden, mal wirst du nicht außer Haus wollen. Mal wirst du über die Angst sprechen wollen, mal nicht.

Besprich dies mit der Person, die dich unterstützen möchte. Sie kann dir in der Paniksituation Angebote von eurer Liste machen und du spürst für dich, ob du das gerade möchtest. Wichtig: Erwarte nicht vom anderen, dass er oder sie spürt, wann du in Richtung Panik rutschst. Hier kann ich dir nur empfehlen: Sag, dass du Angst hast. Auch wenn das manchmal wahnsinnig schwer ist. Oder macht euch ein Codewort oder ein Zeichen aus, wenn du es nicht öffentlich sagen magst. Nur so kann dich der andere unterstützen.

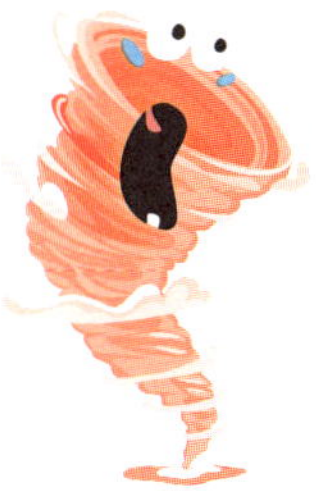

#12

»Ich verliere die Kontrolle!«

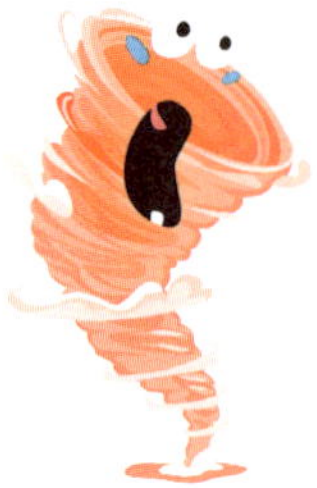

Eine Situation, die vielen Menschen Panik bereitet, ist, wenn sie in irgendeiner Form Verantwortung für jemand anderen haben. Mütter oder Väter, die mit ihren Kleinkindern allein zu Hause sind. Hundebesitzer, die in einer abgelegenen Gegend einen längeren Gassigang machen. Eltern, die das befreundete Kind vom Kindergeburtstag abholen müssen. Arbeitskollegen, wenn der eine den anderen im Auto zum Firmenausflug mitnehmen soll.

Eine Frage, die sich alle Betroffenen stellen, ist: Was, wenn ich es nicht schaffe? Was, wenn etwas passiert? Was, wenn es der anderen Person oder dem Tier wegen mir schlecht geht? Es geht also immer um die Sorge, dass man der Verantwortung nicht gerecht wird, weil einem selbst etwas passiert, weil es einen schlimmen Unfall oder Vorfall gibt oder weil man selbst einen folgenreichen Fehler macht. Es geistern Szenen durch den Kopf, dass sie eine Panikattacke bei der Autofahrt mit dem befreundeten Kind bekommen und nicht mehr fähig sind, die Kontrolle über das Fahrzeug zu behalten, dass sie beim Aufpassen auf das eigene Kind einen Kreislaufkollaps bekommen und das Kind sich selbst überlassen ist, dass sie beim Spaziergang starke Symptome bekommen, der Hund freikommt und allein im Wald herumirrt. Sie befürchten in irgendeiner Form einen Kontrollverlust – der aber in den allermeisten Fällen noch nie eingetreten ist. Diese Bilder im Kopf machen jedoch so enorm viel Angst, dass die Betroffenen am liebsten überhaupt keine Verantwortung für Mensch oder Tier mehr tragen möchten. Zumindest nicht allein.

Bevor es zur eigentlichen Situation kommt, denken sie die möglichen Abläufe zig Mal durch. Natürlich nur in Schreckensvarianten.

Klar, die Angstzentrale mischt hier ordentlich mit. Du darfst wieder lernen, dass du diese Situationen meistern kannst – vielleicht nicht perfekt, aber mutig und Schritt für Schritt.

VIELLEICHT INTERESSIERT DICH DAS

Ganz viele Betroffene beschäftigt die Frage: Kann ich bei einer Panikattacke einen Kreislaufkollaps erleiden? Viele sorgen sich, dass sie einfach umkippen. Wenn man nachfragt, ob sie schon jemals umgefallen sind, kommt die Antwort: Nein, noch nie.

Es gibt sehr wenige Ausnahmen von Menschen, die in einer Angstsituation umkippen. Das kann zum Beispiel jemand mit einer Blut- oder Spritzenphobie oder einem sehr niedrigen Blutdruck sein. Ein Kreislaufkollaps wird durch einen starken und raschen Blutdruckabfall ausgelöst. Wenn du dich aber an die körperlichen Reaktionen in einer Angst- und Paniksituation erinnerst, ist dabei genau das Gegenteil der Fall. Wenn du Panik empfindest, wird die Durchblutung gefördert, das Herz arbeitet schneller und der Puls fährt hoch. Der Blutdruck steigt. Du solltest ja vor dem Bären davonlaufen können, da wäre der niedrige Blutdruck eher kontraproduktiv. Deshalb bist du bei einer Panikattacke sogar davor geschützt, umzukippen, weil in deinem Körper alles auf Hochtouren läuft und der Blutdruck eben nicht absackt, sondern steigt.

Falls du trotzdem Sorge wegen eines Kreislaufkollaps hast, ist die beste Möglichkeit, dich sanft zu bewegen. Dabei steigt dein Blutdruck und das kann dich vor einem plötzlichen Umkippen schützen. Aber es sei noch mal gesagt: Bei einer Panikattacke kippst du in der Regel nicht um. Das Adrenalin macht seinen Job und es ist kaum möglich, dass dein Blutdruck dabei rasch abfällt.

Wie können wir aber nun mit Situationen umgehen, die wir am liebsten für immer und ewig vermeiden möchten? Was können wir tun, wenn wir uns nicht in der Lage sehen, entspannt die Verantwortung für irgendjemanden zu übernehmen?

#12 DEIN NEUER WEG: SCHLÜPF IN DIE ROLLE DES KÜHLEN ERWACHSENEN

Wir drehen uns meistens deswegen stetig neu in der gleichen Panikspirale mit, weil wir mit denselben inneren Bildern reagieren, wenn die Angst kommt. Wir nehmen immer wieder die gleiche Körperhaltung ein. Wir denken immer wieder die gleichen Gedanken. Und steigen so immer wieder mit in das gleiche Karussell der Angst ein.

FRAG DICH MAL DAS

Wie reagierst du üblicherweise, wenn die Panik kommt? Welche Körperhaltung nimmst du ein? Was machst du als Erstes? Welche Gedanken tauchen dann normalerweise auf? Wie fühlt sich dein Körper dann an? Wie läuft das ab?

Wahrscheinlich reagierst du in irgendeiner Form hektisch oder erstarrt, wenn du in eine Situation kommst, die eine Panikattacke auslösen könnte. Wenn sich ein Körpersignal zeigt, das schon einmal zu einer Attacke geführt hat. Wenn ein Gedanke auftaucht, der dich schon mal in den Panikstrudel gerissen hat. Wenn sich irgendetwas so anfühlt wie bei einer früheren Panikattacke. Meistens reagieren wir gleich.

Panikattacken nun wirklich zu bewältigen, bedeutet: Mach ab heute etwas anders als sonst. Begegne der Panik anders. Und das üben wir jetzt gleich.

DEINE PRAXIS:

INS COOLE ERWACHSENEN-ICH WECHSELN

Versetz dich mal in die Rolle eines kühlen, abgeklärten Erwachsenen. Das ist ein Mensch, der sehr cool mit allem umgeht, was auf ihn zukommt. Vielleicht kennst du sogar jemanden, der so ist. Dann stell dir diese Person vor. Überlege, wie sich so jemand fühlt und wie er Entscheidungen trifft. So jemand ist emotional eher distanziert, legt eine kühle Sachlichkeit an den Tag und wird selten von etwas berührt. Nicht, weil er nichts fühlt, sondern weil er weiß: »Ich komme auch mit dieser Situation klar.« Eine solche Person handelt rational und trifft klare Entscheidungen. Wenn man sie beschreibt, würde man sagen, dass sie eine Emotionslosigkeit und Gefasstheit mit sich bringt. Das ist aber keinesfalls negativ zu betrachten. In ihrer Nähe fühlt man sich sicher, weil sie überlegt handelt und ein ausgeglichenes und seelenruhiges Temperament hat. Sie weiß, was zu tun ist, hat innere Stärke und findet immer Lösungen.

Spür mal in diese Haltung hinein. Stell dir vor, wie du mit Situationen in deinem Alltag bewusst kühl und souverän umgehst – ohne gleich auf 180 zu sein. Wichtig: Es geht nicht darum, nichts zu fühlen oder Probleme zu ignorieren. Es geht darum, emotional nicht überflutet zu sein und klar handlungsfähig zu bleiben.

Versuch das am Anfang mit Alltagssituationen, bei denen du normalerweise mit Emotionen reagieren würdest. Es müssen zu Beginn noch keine Angstsituationen sein. Dein Kind offenbart dir, dass es unentschuldigt in der Schule gefehlt hat und die Zeit lieber im Einkaufscenter verbracht hat. Du atmest durch und bleibst ruhig. Du weißt: Das ist nicht ideal – aber auch kein Weltuntergang. Du regelst die Sache mit einem kühlen Kopf. Dein Hund gräbt ein Loch im Garten und macht es sich dann mit Erdklumpen an den Pfoten auf deiner Couch gemütlich. Du bist die Ruhe selbst, verfrachtest den Hund in die Dusche und beseitigst den Matsch. Am Tag der Familienfeier siehst du einen Fleck auf deinem Lieblingsshirt, das du unbedingt anziehen wolltest. Ein kurzes »Oje, aber okay«, dann nimmst du das zweitliebste. Kein Grund für Verzweiflung. Versuch also, mit einem abgeklärten »Aha« zu reagieren, wenn in deinem Leben etwas Aufwühlendes passiert.

Stell dir diese Reaktion einfach einmal vor. Du reagierst mit einer kühlen Nüchternheit, egal, was passiert. Du wirkst souverän und gelassen. Du weißt, dass sich jede Situation klären lässt und du nicht emotional darauf einsteigen musst.

Kannst du es spüren? Kannst du es zumindest schon ein bisschen in dir fühlen? In deinem Körper, in deiner Stimmung? Tauche so weit du kannst in diese Haltung ein. Bewege dich genauso, wie die coole Person es tun würde, die du dir vorstellst. Verhalte dich genauso. Denke genauso. Steh jetzt gleich mal auf und schlüpfe in diese Rolle. Spür dabei in dich hinein. Lerne sie kennen. Verankere sie körperlich.

Wenn du diese Haltung des kühlen, abgeklärten Erwachsenen dann schon ein bisschen in Alltagssituationen ausprobiert hast, dann versuche sie schrittweise in Angstsituationen anzuwenden: Ein Körpersignal zeigt sich – du spürst mit einer völligen Coolness hin. Du bleibst in deiner Ruhe. Deine Vernunftzentrale bleibt ganz klar auf »On«. Ein Angstgedanke taucht auf – du nimmst ihn einfach wahr. Du reagierst mit deiner abgeklärten Sachlichkeit. Ein Gefühl rollt an – du lässt es da sein. Als abgeklärter Erwachsener weißt du, dass du damit umgehen kannst. Du steigst nicht in die Emotionsschleife ein. Du lässt sie vorbeiziehen. Dein Körper wird warm, fährt hoch, weil dein Nervensystem in Richtung Rot startet – du lässt es geschehen. Du betrachtest die Vorgänge nüchtern und stoisch. Du weißt sowieso: Es beruhigt sich wieder.

Während du diese Zeilen liest, spür in diese Haltung hinein. Mach dich ein bisschen vertraut mit ihr. Spiel sie in deinem Kopf durch. Es geht darum, nicht mehr in die Panikschleife einzusteigen, die immer dasselbe Ergebnis bringt. Mit einer neuen Haltung wird das nicht mehr so leicht möglich sein. Und je öfter wir dies üben, umso leichter können wir in diese Haltung wechseln.

Wende deine neue Coolness erst mal in Angstsituationen an und weite sie dann auf die Momente aus, wo du Verantwortung übernehmen musst, die dich bislang nicht cool hat reagieren lassen. Du wirst erstaunt sein, wie sehr dir dein innerer kühler Erwachsener helfen kann, um auch mit solchen Situationen umzugehen, die Panik anders zu handhaben und in deiner Coolness zu bleiben.

GEHEIMTIPP

Viele Betroffene sind enttäuscht von sich selbst, wenn sie in einer Situation, der sie sich gestellt haben, wieder eine Panikattacke hatten. Doch sieh es mal so: Jede Panikattacke gibt dir die Möglichkeit, zu erforschen, was da eigentlich genau passiert. Jedes weitere Mal gibt dir die Gelegenheit, anders darauf zu reagieren. Jede Angstwelle gibt dir die Chance, deine neue Haltung auszuprobieren. Es braucht Zeit – und irgendwann wirst du merken: Da hat sich etwas verändert. Und das ist der Punkt, an dem du das erste Mal feststellen wirst: Angst muss nicht so bleiben, wie sie ist. Und du bist die Person, die das Zeug dazu hat, diese Veränderung weiterzuführen.

ERINNERE DICH DARAN

Angst hat die Eigenschaft, uns einzureden, dass wir vieles nicht schaffen können. Dass wir viele Dinge lieber nicht machen sollten, weil es uns eh nicht gelingt. Und Verantwortung sollten wir am besten auch für nichts und niemanden mehr übernehmen. Eine Angstzeit ist geprägt von viel Unsicherheit. Doch Schritt für Schritt dürfen wir wieder sicherer werden in dem, was wir tun und leisten. Uns wieder heranwagen an Dinge, die wir uns lange nicht getraut haben. Hol dir deinen inneren kühlen Erwachsenen zur Seite und setze die ersten Schritte. Deine innere Coolness kennt keine Unsicherheit. Sie tut einfach das, was zu tun ist. Weil sie weiß, dass sie es kann. Du kannst das.

SAG DIR DAS

»Ich vertraue mir. Ich kann mich auf mich verlassen. Ich bin mein Anker. Ich habe in vielen Situationen bewiesen, dass ich es kann. Ich bin handlungsfähig. Auch mit Angst. Ich funktioniere. Auch mit Angst. Ich kann Dinge erledigen. Auch mit Angst. Ich kann immer wieder in meine innere Ruhe, in meine Kraft und in meine abgeklärte Coolness zurückkommen.«

VERSUCH ES MAL SO

Verwechselt deine Angstzentrale gerade etwas? Wenn sich die Angst anschleicht, dann prüfe auch, ob es vielleicht gerade ein anderer Zustand ist, ein anderes Gefühl ist, das eigentlich dahinterliegt. Viele Betroffene berichten, dass sie oft Müdigkeit mit Angst verwechseln. Wenn wir müde werden, geben wir ja auch ein bisschen die Kontrolle auf. Wir haben nicht mehr alles so locker im Griff. Manchmal verwechseln wir das mit Panik. Ruh dich aus und überlege erst dann, ob du in einer Sache, die ansteht, die Verantwortung übernehmen möchtest.

Freude und die intensiven Gefühle, die sie auslöst, können uns auch denken lassen, dass sich ein Paniktornado anpirscht. Aber nein, es sind nur positive Gefühle. Lerne, dies zu unterscheiden. Du darfst Freude empfinden. Dasselbe gilt für Aufregung oder Nervosität. Die sind in bestimmten Lebenssituationen völlig normal und müssen nicht auf Panik hinweisen.

#13

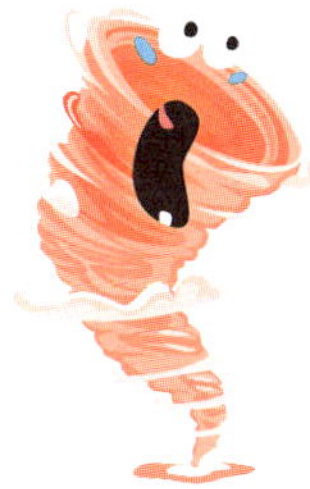

»Ich schaffe den Termin morgen nicht!«

Wir alle kennen es: das Teammeeting morgen um 10 Uhr, der Augenarzttermin am Nachmittag, das Treffen mit Freundinnen am Samstagabend, der Restaurantbesuch wegen Tante Emmas Geburtstag – und schon geht das Kopfkino los: »Wie wird das werden? Werde ich das schaffen? Bekomme ich eine Attacke? Wo ist die Toilette? Fällt den anderen auf, dass ich Angst habe? Soll ich lieber gleich absagen? Welche Ausrede habe ich, wenn ich abrupt wegmuss? Bei welchem Shirt sieht man die Schweißflecken nicht? Welches ist der schnellste Fluchtweg? Bin ich dann imstande, mit dem Auto heimzufahren? Fällt es jemandem auf, wenn ich plötzlich weg bin? Ach, ich versuch's einfach. Oh nein, lieber nicht, beim letzten Mal hatte ich eine schlimme Panikattacke. Ja, aber dieses Mal könnte es ja anders werden. Kann man dort das Fenster öffnen, wenn mir heiß wird? Soll ich davor lieber nichts essen, damit ich nicht auf die Toilette muss? Aber dann wird mir wieder übel, weil der Magen leer ist …«

So oder so ähnlich hört sich der ewige innere Kampf mit der Angst vor einer Panikattacke an. Und nicht selten führt er dazu, dass wir aufgewühlt, ängstlich, panisch, nervös und unruhig sind. Und dann kann sogar schon die Vorstellung dieser Szenarien und das Hineinfühlen in die »Was wäre, wenn …«-Ideen zu einer Panikattacke führen. Du bist noch gar nicht in der Situation, vor der du Angst hast, und hast schon eine Attacke.

Dein Gehirn reagiert auf deine Vorstellungen ähnlich wie auf die Realität. Das ist kein Zeichen von Schwäche. Es zeigt nur, wie stark die Verbindung zwischen Vorstellungskraft und Nervensystem ist. Dein Gehirn unterscheidet kaum zwischen Realität und

Gedankenbild. Darum hast du bei einem Horrorfilm klatschnasse Hände oder läufst abends schnell aus dem Park, wenn du hinter dir im Gebüsch etwas knacken hörst. Da ist kein Mörder in deinem Haus (wie in dem Horrorfilm) und im Park ist kein Dieb hinter dir her, aber in deiner Vorstellung schon – und dein Körper und deine Gefühle reagieren sofort mit. Wenn du abends durch diesen Park gehst, kannst du deine Angst ordentlich anheizen, indem du dir bildlich vorstellst, wie du überfallen wirst. Wahrscheinlich verlässt du den Park nach fünf Minuten schweißgebadet und angsterfüllt, obwohl dir rein gar nichts passiert ist und gar keine reale Gefahr da war. Sie war nur in deinem Kopf präsent und das hat schon gereicht!

Deine Angstzentrale reagiert auf die Vorstellung in deinem Kopf. Und genau deswegen kannst du bereits jetzt völlig aufgelöst sein, wenn du an das Meeting am Montag denkst oder an das Treffen mit den Freunden am Wochenende oder die Flugreise im August. Deine Vorstellungskraft ist schuld! Du stellst dir bis ins kleinste Detail vor, wie du eine Panikattacke im Meeting hast. Dein Kopfkino präsentiert dir stark emotionale Bilder und deine Angstzentrale kann gar nicht anders, als darauf zu reagieren.

FRAG DICH MAL DAS

Welche Möglichkeit gibt es noch, wie die Situation ausgehen kann? Die Angst zeigt dir das schlimmste Szenario. Zeig du ihr die vielen anderen Möglichkeiten, die es außer diesem einen Szenario noch gibt. Ich weiß, dass wir uns diese anfangs noch nicht unbedingt glauben können. Die emotional stärksten Bilder haben eine große Macht und möchten sich immer wieder in den Vordergrund drängen. Je mehr du lernst, dein Nervensystem zu beruhigen und Entspannung in deinen Körper zu bringen, umso mehr wird es dir jedoch gelingen, deinen Fokus auf Möglichkeiten legen zu können, wie Dinge auch anders, nämlich gut ausgehen können.

Wenn wir der Angst noch voll und ganz glauben, dann möchten wir am liebsten alle Verabredungen absagen. Davonlaufen. Nie wieder in irgendeine soziale Situation kommen. Völlig logisch, oder? Und klar, du hast die Möglichkeit, zu keinem einzigen Geburtstag von Tante Emma mehr zu gehen (aber dann auch am besten auf gar keine Geburtstagsfeier mehr). Du kündigst deinen Job, denn das mit den Meetings, das klappt sowieso nicht gut. Freunde sind ab sofort auch tabu, denn da kommt es immer wieder zu solchen vermeintlich lustigen Treffen, die für dich der absolute Horror sind. Und Arzttermine lässt du am besten sowieso sausen. Wird gesundheitlich ja hoffentlich schon alles passen. Tja, was bleibt dann noch? Du kannst deine Tage auf der Couch vor dem Fernseher verbringen. Das müsste gehen. Doof nur, wenn du auch dort mal eine Panikattacke bekommst, dann musst du auch das vermeiden. Du siehst schon, das Vermeiden und der Rückzug sind keine gute Lösung. Schauen wir uns also eine andere Strategie an, die du immer dann nutzen kannst, wenn dich die Panikgefühle zu überfluten drohen, sobald du an einen bevorstehenden Termin denkst.

#13 DEIN NEUER WEG: KOMM MIT, PANIK, SEI DABEI!

Hast du deine Panik schon mal zu Tante Emmas Geburtstag eingeladen? Hast du sie schon mal zu einem Mädels- oder Männerabend mitgenommen? Oder sie im Meeting neben dich gesetzt? Wenn du diese Idee gerade mit weit aufgerissenen Augen liest und alles in dir »Nein, sicher nicht!« schreit, dann lass dich mal für einen Moment auf diese Überlegung ein. Ich gehe davon aus, dass dich die Panik schon eine Zeitlang begleitet. Vielleicht verfolgt sie dich auch schon lange auf Schritt und Tritt, so wie das bei mir war. Und wahrscheinlich hast du in der Vergangenheit immer versucht, sie abzuhängen. Schneller zu sein als die Panik. Ihr einen Schritt voraus sein. Hat das geklappt? Bei mir manchmal, aber eher selten. Deswegen ändern wir ab jetzt die Strategie.

Wir nehmen die Panik ganz bewusst mit. Sie ist ja ohnehin da. Sie auszuladen und schneller sein zu wollen, hat wenig gebracht. Also laden wir sie ein. Setz ihr den Partyhut auf und los geht's. Sie darf mit dabei sein.

Lass das mal ein bisschen auf dich wirken. Versuch mal, deine »Nein, sicher nicht!«-Haltung etwas weicher werden zu lassen. Es ist total verständlich, dass du die Panik nicht dabei haben willst. Sie hat dir in den letzten Monaten oder Jahren vielleicht so viel genommen: deine Unbeschwertheit, deine Lebensfreude, deine Spontanität. Und da ist es völlig logisch, dass du sie am liebsten nach Dschibuti verbannen möchtest. Aber vielleicht hast du auch bemerkt, dass sie sich nicht (oder nur kurzfristig) verbannen lässt. Deswegen könnte deine Praxis ab jetzt heißen: Hey Panik, dann komm halt mit.

DEINE PRAXIS:

HEY PANIK, DANN KOMM HALT MIT

Wenn ein Termin ansteht und die Panik sich bemerkbar zu machen beginnt, dann sag ihr einfach: Okay, du darfst mit. Spür mal ein bisschen in dieses Gefühl hinein, dass du die Angst, die Unsicherheit, die Panik, die Nervosität nun bewusst dabei hast, wenn du zu einem Termin gehst. Wie eine kleine Schwester, die du als Teenager augenrollend zum Nachmittag im Einkaufscenter mit deinen Freundinnen mitnehmen musst.

Angst und Panik sind Gefühle, die etwas in dir auslösen. Nicht mehr und nicht weniger. Aber diese Reaktionen machen dir Angst. Völlig logisch. Auch wenn du hier nun schon viel darüber gelesen hast, dass dies völlig normale Abläufe sind, die bei Angst eben auftreten, und dass dir nichts passieren kann. Geh liebevoll mit dir um und akzeptiere auch das Gefühl, dass es sich komisch und neu anfühlt, es der Panik zu erlauben, dabei zu sein.

Spür noch mal in aller Ruhe zu diesem Gedanken hin: Du erlaubst der Panik, dabei zu sein. Wie fühlt sich das an? Wie ist es, wenn du dein Ja dazu gibst? Wenn du entscheidest: Okay, dann komm halt mit. Es muss keine freudestrahlende Einladung sein, bei der du fünf Luftsprünge machst. Aber versuch deine Muskeln zu lockern, wenn du sie angespannt hast. Senk deine Schultern, wenn du sie hochgezogen hast. Atme ruhig. Geh also auch mit deinem Körper in eine Haltung der Annahme und des Okay. Geh mit der Haltung auf den Termin zu und dann zum Termin hin, dass du dir mal ansiehst, wie es mit der Angst werden wird.

Erlaube dir auch, jederzeit kleine Zwischenlösungen zu finden, wenn du dich nicht wohlfühlst. Es ist völlig okay, bei einer Geburtstagsparty mal rauszugehen und Luft zu schnappen. Es ist völlig okay, bei einem Treffen mit Freundinnen nicht bis zum Schluss zu bleiben. Es ist völlig okay, im Restaurant nichts zu essen, wenn dir nicht danach ist. Es ist völlig okay, den Augenarzttermin auf den Vormittag zu legen, wenn das leichter für dich ist. Es geht um dich. Und um dein Wohlbefinden. Du musst dich nicht ständig nach anderen ausrichten. Wichtig ist: Wie fühlt es sich für dich an? Was brauchst du, um dich wohlzufühlen? Was brauchst du, um Ja zu dem Termin sagen und die Panik einfach mitnehmen zu können?

Wenn sich die Panik beim Termin selbst zeigt, sag ihr: »Es ist okay, dass du da bist. Du hast meine Erlaubnis. Du darfst mich begleiten. Aber für mich ist wichtig, dass ich diese Situation auch genießen kann. Und das werde ich. Du kannst dich neben mich setzen, du kannst zuhören, aber ich werde mich hier auch auf andere Dinge konzentrieren, weil ich mich für diesen Termin, diese Feier, diese Einladung entschieden habe. Du kannst dabei sein, aber du spielst allenfalls die zweite Geige. Das ist eine Rolle, die du noch nicht so kennst, weil ich dir oft meine ganze Aufmerksamkeit geschenkt habe. Und weil du mit deinen Spielchen auch die ganze Aufmerksamkeit auf dich gezogen hast. Aber das ist jetzt vorbei. Du kannst dabei sein, aber ich entscheide selbst, worauf ich meinen Fokus lege.«

Wie klingt das für dich? Spürst du, wie viel Kraft und erwachsene Ich-Stärke in dieser Haltung liegt? Du gibst der Panik ein Ja mit dem Wissen, dass du auch deine innere Stärke immer mit dabei hast. Es ist ein Ja mit dem Wissen, dass du mit der Angst umgehen kannst. Es ist ein Ja mit dem Wissen, dass du in der Situation Lösungen finden wirst. Es ist ein Ja mit dem Wissen, dass ein Ja dich innerlich ruhiger und souveräner macht als ein abwehrendes Nein.

GEHEIMTIPP

Hast du schon einmal beobachtet, wie ein Coach im Sportbereich mit den Spielern oder Sportlern spricht? Er motiviert, er spornt an, er pusht. Er instruiert, welcher Spielzug als Nächstes kommt. Er klopft auf die Schulter. Er klatscht in die Hände. Verhalte dich genauso, wenn du dich in einer Panikübung selbst begleitest. Sei für dich da. Pushe dich. Sag dir, was zu tun ist. Sprich ganz klar mit dir. Wertschätzend und unterstützend. Sei dein eigener Coach!

VIELLEICHT INTERESSIERT DICH DAS

Wir reden ständig davon, was vor und während einer Panikattacke wichtig ist. Was aber kannst du eigentlich danach für dich tun? Wenn dich eine Panikattacke überrollt hat, dann mach dir bewusst, dass dein Kopf und dein Körper gerade

Schwerstarbeit geleistet haben. Dein Nervensystem wurde einmal komplett durchgerüttelt und braucht etwas Zeit, um sich wieder zu beruhigen. Es ist jetzt also wichtig, gut für dich zu sorgen und dir ausreichend Zeit für deine Regeneration zu nehmen. Frag dich, was du jetzt brauchst. Eine ruhige Atmosphäre ohne Hektik? Ein Gespräch mit einer vertrauten Person? Fürsorge für deinen Körper und ihm etwas Gutes tun? Dich sanft bewegen? Etwas trinken oder essen? Dir einen Tee zubereiten? Tagebuch darüber schreiben, was passiert ist? Dich in eine Decke einwickeln und dir Geborgenheit geben? Einfach nichts tun? Lass dir und deinem Körper jetzt Zeit. Verurteilungen sind fehl am Platz. Kümmere dich um dich.

ERINNERE DICH DARAN

Egal, ob du die Panikgefühle verbannst und in den Widerstand zu ihnen gehst oder sie bewusst mitnimmst, sie werden da sein. Zumindest noch so lange, bis sich dein Nervensystem hauptsächlich im grünen Bereich aufhält und wieder Sicherheit empfinden kann. Wenn die Panik eh da ist, dann kannst du sie auch mit einem gewissen Willkommensgefühl bei dir sein lassen, statt sie ständig – erfolglos – verscheuchen zu wollen. Lade sie ein. Je mehr du sie dabei sein lässt und dich gleichzeitig mit einer körperlichen und mentalen Lockerheit verbindest, umso weniger spannend findet sie es, sich aufzudrängen. Je mehr du ihr erlaubst, da zu sein, umso mehr Anspannung fällt von dir ab. Je mehr du sie aktiv einlädst, umso mehr zeigst du der Panik, dass du keine Angst mehr vor ihr hast. Sie darf kommen. Und auch wieder gehen. Du bleibst.

SAG DIR DAS

»Ab heute stoße ich die Panik nicht mehr vom Beifahrersitz, sondern biete ihr diesen Platz neben mir direkt an. Ab heute schleudere ich sie nicht mehr mit einem Fußtritt aus dem Teammeeting, sondern lasse sie in der Reihe hinter mir sitzen. Ab heute dränge ich sie nicht mehr aus dem Restaurant, sondern bestelle ihr sogar etwas zu trinken. Sie darf mitkommen. Ich weiß mit ihr umzugehen.«

VERSUCH ES MAL SO

Lass die Dinge auf dich zukommen. Immer wenn wir das Gefühl haben, wir müssten eine Situation im Griff oder unter Kontrolle haben, baut sich innerlich Druck auf. Das macht Stress und schürt die Angst. Versuch mal, innerlich in die Haltung zu gehen: »Ich lasse es auf mich zukommen. Ich geh ins tiefe Vertrauen, dass ich damit umgehen kann, egal, was kommt. Ich lasse den Dingen ihren Lauf und schaue, was passiert. Ich kann dann im Moment Lösungen finden, wenn es gefordert ist. Ich finde in meine Kraft, wenn sie gebraucht wird. Ich vertraue mir und dem Leben.«

#14

»Ich kann nicht mehr allein sein!«

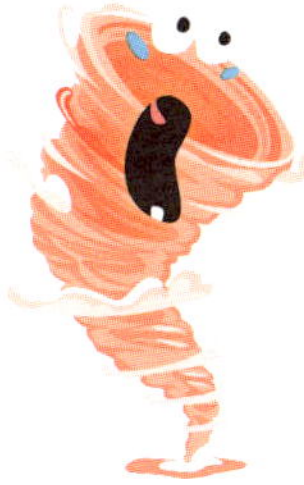

Alleinsein ist für viele Menschen mit Panikattacken der absolute Horror. Was, wenn ich eine Panikattacke bekomme und niemand ist da? Was, wenn mich meine Gefühle komplett überrollen und ich sie nicht mehr kontrollieren kann? Was, wenn ich schlimme körperliche Symptome bekomme und niemand kann mir helfen? Nicht wenige haben Angst davor, allein zu Hause zu sein. Sie haben Angst davor, nachts allein zu sein. Sie fürchten sich vor Spaziergängen in einem Waldstück oder auf einem abgelegenen Feldweg. Sie haben Angst davor, Termine allein erledigen zu müssen. Wenn weit und breit keine Hilfe in Sicht ist, dann fühlen sie sich verloren, machtlos und der Situation ausgeliefert. Oft haben sie in solchen Momenten schon Panikattacken bekommen und vermeiden diese Situationen, weil sie sich sofort an die früheren schlimmen Erfahrungen erinnern.

Viele Menschen, die unter Panikattacken leiden, haben das tiefe Vertrauen in sich und das Leben verloren. Das Vertrauen, dass sie eine Situation meistern können. Das Vertrauen, mit den eigenen Gefühlen umgehen zu können. Das Vertrauen, das eigene Leben im Griff zu haben. Die Folge davon ist oft, dass sie immer einen Menschen um sich brauchen, um überhaupt ein bisschen Sicherheit zu spüren. Sie brauchen immer eine Begleitung, sie brauchen immer jemanden, der da ist. Am besten Tag und Nacht.

Wenn man ständig aufgewühlt ist und sich das Leben so anfühlt, als sei es einfach nicht zu bewältigen, dann kann uns die Anwesenheit eines anderen Menschen Kraft und Ruhe geben. Wir müssen es nicht mehr allein schaffen. Da ist jemand, der übernehmen kann, wenn wir gerade nicht weiterwissen. Er kann uns helfen, wenn es uns schlecht geht. Er gibt uns Sicherheit.

FRAG DICH MAL DAS

Was traust du dir selbst noch zu? Welche Bereiche in deinem Leben regelst du selbstständig? Wobei brauchst du Unterstützung oder hättest sie gern? In welchen Bereichen hast du dich in dein Schneckenhaus verzogen und möchtest dich kaum mehr herauswagen?

Das erstaunliche Phänomen der Co-Regulation

Aus der Traumatherapie kommt der Begriff der Co-Regulation. Er beschreibt, dass uns das ruhige Nervensystem eines anderen Menschen dabei unterstützt, selbst zur Ruhe zu kommen. Unser Nervensystem wird durch die Gegenwart des anderen ruhiger. Es ist eine sehr schöne und heilsame Art, wieder etwas mehr Sicherheit in uns zu spüren, wenn wir einen entspannten Menschen um uns haben. Vielleicht hast du das auch schon erlebt, dass du durch den Kontakt mit so jemandem selbst ganz ruhig wurdest. Dass du dich gut aufgehoben gefühlt hast. Dass du Geborgenheit gespürt hast. Die Anwesenheit, die Worte und die ungeteilte Präsenz einer anderen Person können helfen. Du darfst die Sicherheit von jemand anderem auch wirklich gern nutzen, wenn es dir nicht gut geht. Dein Nervensystem lernt dabei, selbst wieder Sicherheit zu erlangen.

Da uns das Zusammensein und die Co-Regulation guttun, wollen wir oftmals gar nicht mehr nur für uns sein. Häufig möchten wir zudem viele Aufgaben, bei denen eine Panikattacke auftauchen könnte, an andere abgeben. Das können Behördengänge, Elternabende, Einkäufe oder andere Erledigungen sein. Hierbei ist wichtig: Es ist völlig okay, sich Unterstützung zu holen. Es ist völlig okay, eine Zeitlang die Sicherheit eines oder einer anderen für bestimmte Situationen zu brauchen. Es ist völlig okay, die ersten Schritte bei der Panikbewältigung mit jemandem gemeinsam zu machen. Wie du dir wahrscheinlich vorstellen kannst, führt es aber langfristig zu wenig Besserung, wenn wir uns keiner Herausforderung mehr ohne die andere Person stellen. Weil dann ja immer das Gefühl bleibt: Ich kann es sowieso nicht allein.

Das Ziel ist es also, irgendwann wieder auf unseren eigenen Beinen zu stehen und sich so weit sicher und standfest zu fühlen, dass man anstehende Aufgaben und das Leben eigenständig bewältigen kann. Es geht darum, dass man dem eigenen Kopf und Körper wieder so weit vertraut, dass man allein sein kann. Es geht darum, wieder so viel Sicherheit in sich zu spüren, dass man weiß, man kann mit den eigenen Gefühlen umgehen. Darum, wieder Vertrauen in sich und das Leben zu spüren. Es geht um Selbstvertrauen und die wachsende Fähigkeit, selbst in die Ruhe zurückzufinden, wenn da gerade Aufregung ist. All das können wir Schritt für Schritt wieder lernen. Unser Ziel ist es also, selbst für diese Ruhe in uns zu sorgen, damit wir das Nervensystem des anderen nicht mehr brauchen. Und das geht. Ich zeige dir einen sehr schönen Weg, auf dem du das schaffen kannst.

#14 DEIN NEUER WEG: HOL DIR DEIN (SELBST-)VERTRAUEN ZURÜCK!

Hast du gewusst, dass du einen Buddha in dir hast? Natürlich bildlich gesprochen. Du kennst sicherlich diese Buddhafiguren, die in tiefster Gelassenheit im Lotossitz dasitzen und zufrieden lächeln. Nichts auf der Welt scheint sie aus der Ruhe bringen zu können. Du hast einen solchen Buddha auch in dir. Einen inneren Buddha, den du immer mit dabei hast und der dir dabei helfen kann, dein Nervensystem herunterzufahren.

Dieser innere Buddha ist symbolhaft gesprochen deine Fähigkeit, dich in den Ruhemodus zurückzubringen. Er hilft dir, in deinen grünen Bereich zu wechseln. In einen Zustand voller Ausgeglichenheit und Harmonie. Denn viel zu oft ist dein Nervensystem aufgewühlt, obwohl du in Sicherheit bist. Viel zu oft machst du dir Sorgen, obwohl nichts Schlimmes passiert ist oder ansteht. Wann immer deine Angstzentrale das Ruder übernommen hat, wird es Zeit, den inneren Buddha zu aktivieren, der dir den Weg zurück in die Entspanntheit und einen tiefen inneren Frieden zeigen kann. Mit ihm hast du einen stetigen kraftvollen Begleiter und bist nie mehr allein.

DEINE PRAXIS:

DEN BUDDHA IN DIR AUFLEBEN LASSEN

Such dir ein ruhiges Plätzchen. Leg dein Handy beiseite, setz dich bequem hin und entspanne deinen Körper. Atme ruhig und gleichmäßig. Und nun verbinde dich mit dem ruhigsten Anteil in dir selbst. Aktiviere deinen inneren Buddha. Stell dir, wenn du magst, sogar vor, wie er jetzt neben dir sitzt und wie seine Ruhe auf dich abfärbt.

Vielleicht war da etwas, das dich aufgewühlt hat. Vielleicht ist da gerade Aufregung in deinem Körper. Vielleicht ist Chaos in deinem Kopf. Möglicherweise hat dich etwas an eine frühere Angstsituation erinnert. Es ist ein Körpersignal aufgetaucht, das dich aus dem Konzept gebracht hat. Oder dir hat ein Gedanke Angst gemacht. Die Panik ist dann blitzschnell zur Stelle. Aber du darfst wissen: Du bist in Sicherheit. Da ist keine Gefahr.

Atme tief durch. Entspanne deine Schultern. Verbinde dich mit deiner tiefsten Gelassenheit. Mit deinem Urvertrauen. Lass los. Du bist in Sicherheit. Atme ruhig und verbinde dich neu mit deinem inneren Buddha. Bring dich in eine tiefe Entspannung. Körperlich und mental. Nichts kann dir etwas anhaben. Lass alle Anspannung in deinem Körper los. Dein innerer Buddha ist jetzt aktiv. Du kannst völlig gelassen auf alles reagieren. Mit einem Lächeln. Denn du spürst eine entspannte Seelenruhe in dir. Diese Ruhe fließt durch deinen ganzen Körper. Keine Anstrengung. Keine Mühen. Nur ganz viel Ausgeglichenheit und innerer Frieden.

Dehne dieses Gefühl in dir aus. Lass es jede Ecke deines Körpers, jede Zelle in dir erreichen. Spüre hin. Spüre, wie alles ganz sanft in dir wird. Wie sich alles leicht anfühlt. Alles fließt. Vielleicht wird es innerlich ganz still in dir.

Du kannst dir vertrauen. Du kannst deinem Körper vertrauen. Er ist für dich. Er ist dir wohlgesonnen. Lass ihn seine Arbeit machen. Du kannst darauf vertrauen, dass er die Dinge richtig macht. Und wenn Gedanken auftauchen, dann schau mit deinem inneren Buddha darauf. Mit viel Gelassenheit. Mit viel Sanftmut. Mit viel Bedacht. Und mit einem Lächeln. Sie können dir nichts anhaben. Du bewahrst die Ruhe.

Gedanken und Gefühle haben nur dann eine Wirkung, wenn wir auf sie reagieren. Wenn wir mit ihnen in den Austausch gehen. Wenn wir miteinsteigen und der Richtung folgen, die sie vorgeben. Doch du steigst nicht mehr mit ein. Du hast ja deinen inneren Buddha aktiviert. Wenn du nicht reagierst, kann sich der Gedanke, das Gefühl, die Körperempfindung auf den Kopf stellen. Es berührt dich nicht. Du lächelst. In tiefer Ruhe. In heiterer Gelassenheit.

Sprich diese Sätze für dich, wann immer du in den grünen Bereich zurückfinden willst:

- »Ich bin in Sicherheit.«
- »Ich bin stark.«
- »Ich glaube an mich.«
- »Ich vertraue mir.«
- »Ich vertraue meinem Nervensystem.«
- »Ich habe einen Buddha in mir, der mir hilft.«
- »Wir finden gemeinsam immer in die innere Ruhe zurück.«
- »Ich kann meinen inneren Buddha jederzeit aktivieren und um Hilfe bitten. Er führt mich in meine Seelenruhe zurück.«

GEHEIMTIPP

Du kannst dir diese Worte auch als Sprachmemo auf dein Handy aufnehmen und dir immer dann abspielen, wenn du sie brauchst.

Ein sehr wichtiger Gamechanger bei Angst und Panik ist der Punkt, an dem wir erfahren und erleben, dass wir uns selbst beruhigen können. Dass wir unser Nervensystem in den grünen Bereich zurückbringen können. Und das kannst du lernen. Verbinde dich auch im Alltag, wenn du einen ruhigen und sicheren Moment erlebst, immer wieder mit deinem inneren Buddha. So zeigst du deinem Nervensystem, wie sich der grüne Bereich anfühlt. Es kann bald immer leichter in diesen Bereich zurückfinden. Wenn du dich wieder sicher mit dir und selbstwirksam fühlst, wirst du Schritt für Schritt Dinge wieder allein erledigen und allein sein können. Denn: Du bist nicht wirklich allein. Du hast dich. Du hast deinen inneren Buddha. Und du bist stärker, als du denkst.

VIELLEICHT INTERESSIERT DICH DAS

Panikattacken abends oder in der Nacht sind wirklich unheimlich und viele Menschen leiden darunter. Sie schrecken hoch, haben Herzrasen, sie schwitzen, das Gedankenkarussell beginnt und an Schlaf ist ab sofort nicht mehr zu denken. Warum ist das so? In der Nacht ist es still, wir werden kaum abgelenkt und konzentrieren uns umso mehr auf unsere körperlichen Vorgänge und Gedanken. Alle anderen schlafen und wir fühlen uns allein. Wir denken, niemand könne uns helfen. Der Fokus liegt auf uns selbst und darauf, was in uns passiert. Und genau das ist das Problem.

Weil wir nachts eigentlich in der Ruhephase sein sollten, fahren alle inneren Programme runter. Auch das logische Denken ist kaum aktiv. Die Angst hat daher ein leichtes Spiel mit ihren Schauergeschichten, weil wir ihr nichts »Vernünftiges« entgegensetzen können. Wenn wir schlaftrunken sind, ist unser logischer Verstand nicht zu 100 Prozent »online« und wir reagieren eher mit der Angstzentrale im Kopf.

Wenn dich nachts Panikattacken plagen, dann können dir diese Schritte helfen:

1. **Wälze dich nicht ewig im Bett herum**, sondern werde aktiv und mach das Licht an. Das ist wichtig, damit du aus deinem Dämmerzustand herauskommst und dein logischer Verstand wieder richtig arbeiten kann. Orientiere dich im Raum. Setz dich auf, wenn du magst. Trink einen Schluck Wasser. Du kannst auch aufstehen und ein paar Schritte auf- und abgehen. Mach dich selbst munter. Du bist in Sicherheit.
2. **Mach dir klar, dass dein Nervensystem überreagiert.** Vielleicht hattest du schon ein paar schreckliche Panikattacken nachts und dein Gehirn hat sie als bedrohlich abgespeichert. Wenn wieder eine ähnliche Situation auftritt, holt es diese Erinnerung hervor und aktiviert die dazugehörigen Gefühle von damals. Geh liebevoll mit dir um. Sag deinem Nervensystem, dass du in Sicherheit bist. Es erinnert sich nur an eine schlimme Erfahrung von früher.
3. **Nutze Entspannungsmethoden und sorge gut für dich.** Wenn das Nervensystem aufgewühlt ist, darfst du es wieder beruhigen. Vielleicht magst du Atemübungen ausprobieren oder Körpermethoden wie die Progressive Muskelentspannung. Auch Dehn- und Streckübungen können helfen. Schüttle überschüssige Energie aus. Hol dich aus der Erstarrung. Es geht darum, diese Aufgeregtheit herunterzufahren.

Das geht. Es braucht nur einige Zeit, bis dir dein Nervensystem wieder vertraut. Hab Geduld mit dir.

4. **Mach das Fenster auf.** Lass frische, kühle Luft herein. Manchmal brauchen wir einen körperlichen Reiz, um das Angstmuster zu unterbrechen, das losgetreten wurde. Du kannst dir auch kaltes Wasser über die Armgelenke oder die Füße laufen lassen.
5. **Erinnere dich: Du bist in Sicherheit.** Eine Panikattacke ist eine Fehlzündung deines Nervensystems. Es schießt Adrenalin in deinen Körper und du hast dann ganz viel Power, um dich wehren oder weglaufen zu können. Darum entstehen all diese körperlichen Reaktionen. Aber: Da ist keine Gefahr! Du bist vollkommen in Sicherheit. Manchmal kann es helfen, sich das mantrahaft vorzusagen: »Ich bin in Sicherheit. Ich bin in Sicherheit. Ich bin in Sicherheit.« Spüre in dieses Gefühl hinein und gib ihm Raum.

ERINNERE DICH DARAN

Menschen, die unter Panikattacken leiden, fehlt das Gefühl von Sicherheit. Deshalb wollen sie oft nicht mehr allein sein und binden sich stark an andere. In der Folge fühlen sie sich aber immer unselbstständiger und kaum noch allein »überlebensfähig«. Das stimmt aber nicht. Du kannst wieder lernen, allein zu sein. Du kannst wieder lernen, dich mit dir sicher zu fühlen. Du kannst wieder lernen, dich auf dich zu verlassen. Dafür darfst du kleine Schritte in die Welt hinaus machen und deinem Nervensystem immer wieder zeigen, dass da keine Gefahr ist. Mit jedem kleinen Schritt kannst du dir beweisen, wie stark du bist.

SAG DIR DAS

»Ich halte kurz inne. Komme bei mir an. Verbinde mich mit meiner inneren Ruhe. Sie ist immer da, auch wenn sie sich gerade nicht zeigt. Mein Nervensystem kann in die Ruhe wechseln. Ich bin in Sicherheit. Mit mir. Ich bin immer an meiner Seite. Ich habe mich selbst immer mit dabei. Und das ist meine größte Stärke. Ich bin für mich da. Ich unterstütze mich. Ich habe die Kraft, mich in meine innere Balance zurückzuführen. Ich kann meinen inneren Buddha aktivieren.«

VERSUCH ES MAL SO

Wenn du das nächste Mal Angst vor dem Alleinsein bekommst, dann übernimm die Rolle des liebevollen Erwachsenen und betrachte die Angst als schutzbedürftiges Wesen, das sich gerade mutterseelenallein auf dieser Welt fühlt. Sei für diesen Anteil in dir da. Tröste ihn. Nimm ihn in den Arm. Sprich zugewandt mit ihm. Niemand möchte sich so fühlen. Lass den Anteil in dir nicht allein. Kümmere dich um ihn. Auf eine liebevolle Art und Weise. Sprich ihm Mut zu. Erinnere ihn an alles, was ihr schon geschafft habt. Vermittle ihm Sicherheit. Ihr bewältigt ab jetzt die Dinge gemeinsam.

Sag ihm zum Beispiel: »Ich sehe dich. Du hast gerade große Angst – und das ist okay.« Oder: »Du bist nicht allein. Ich bin jetzt da und passe auf dich auf.« Oder: »Wir haben schon so viel geschafft, du und ich. Und auch das hier kriegen wir hin.«

Resümee: Die Gedanken leiser stellen

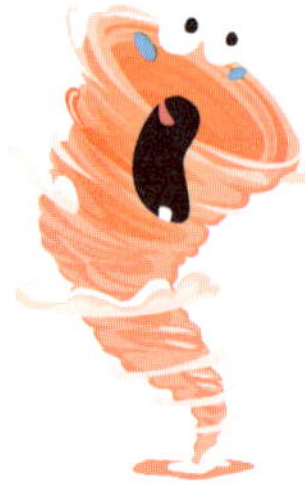

Manchmal sind die Gedanken an eine Panikattacke schlimmer als die Panikattacke selbst. Diesen oder einen so ähnlichen Satz bekomme ich von Betroffenen immer wieder zu hören und er bedeutet letztlich: Unsere Gedanken können die Hölle sein. Man kann es leider nicht leugnen. Sie können uns in die absolute Dunkelheit führen. Sie können aufdringlich sein und uns auf Schritt und Tritt verfolgen – und gerade Angstgedanken sind darin Meister. Sie können uns immer wieder Bilder vor unserem inneren Auge zeigen, die sich so verdammt wahr anfühlen, obwohl sie niemals wahr werden. Sie können Panikattacken herbeiführen. Darum ist es so wichtig, dass wir uns um diese Gedanken kümmern, dass wir hinsehen, dass wir sie immer wieder hinterfragen, dass wir sie beruhigen. Denn das, was in unserem Kopf passiert, hat Auswirkung auf unseren Körper, und das, was in unserem Körper passiert, hat Auswirkung auf unseren Kopf.

Wie du schon im ersten Teil dieses Buches gelesen hast, dürfen wir ganz viel Ruhe in den Körper bringen, damit auch der Kopf wieder Ruhe gibt. Und wenn du Ruhe in deinen Kopf bringst, wie du es in diesem Teil des Buches gelernt hast, dann wirkt sich das auch auf deinen Körper aus. Kopf und Körper beeinflussen sich gegenseitig und wenn wir Ängste und Panikattacken langfristig bewältigen möchten, dann dürfen wir auf mehreren Ebenen ansetzen.

Ein Satz, der es wohl auf den Punkt bringt, ist: »Glaube nicht alles, was du denkst.« Gar nicht so leicht, wenn der Körper dabei auch noch beunruhigende Sachen macht und die Angstzentrale uns weismachen will, dass das bestimmt etwas Schlimmes ist. Doch wir wissen jetzt, was wichtig ist: Ruhe in den Kopf bringen und Ruhe in den Körper bringen. Das ist die Devise. Immer wieder das Nervensystem an die Hand nehmen und herunterfahren. Du wirst nach und nach lernen, die Ruhe zu bewahren, auch wenn dein Nervensystem und deine Vorstellungen Achterbahn fahren. Du wirst nach und nach lernen, diese Prozesse zu beobachten und nicht mehr darauf einzusteigen. Lass die beiden ihre Fahrten machen. Du stehst daneben, schaust zu und bleibst in deiner Gelassenheit.

Das Ziel jeder Angstbewältigung ist es, nicht mehr emotional einzusteigen, egal, welche Geschütze die Angst auffährt. Du kannst damit aufhören, dich in alle Eventualitäten hineinzufühlen, und stattdessen im Hier und Jetzt bleiben. Das kannst du lernen. Sogar für genau die Situationen, in die du dich wegen deiner Panikattacken schon lange nicht mehr traust. Das glaubst du nicht? Dann lies weiter.

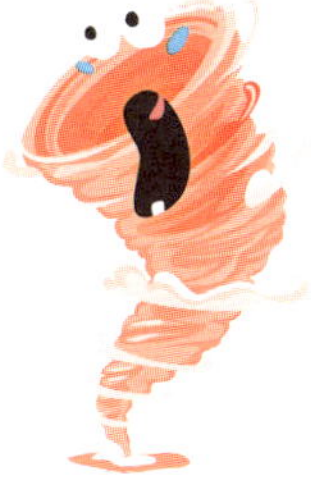

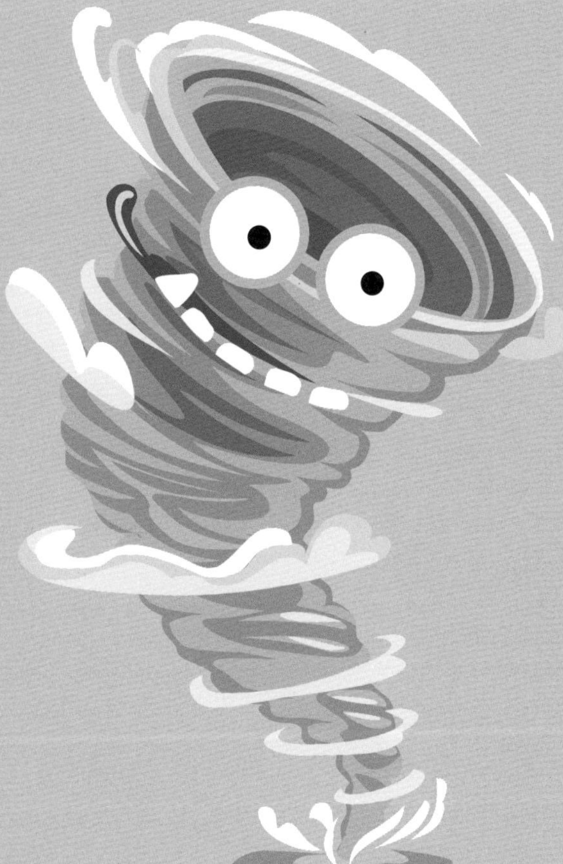

Wenn Orte zur Bedrohung werden. Bestimmte Situationen rufen die Panik hervor

Manchmal hat die Panik ganz bestimmte Orte ausgewählt, um sich zu zeigen. Den Supermarkt. Die Autobahn. Das Teammeeting. Situationen, die du früher ohne Nachdenken einfach durchlebt hast, werden plötzlich zur unüberwindbaren Herausforderung. In diesem Kapitel schauen wir uns an, warum das so ist und wie wir uns diese Orte und Situationen zurückerobern.

EINLEITUNG: Der Alltag wird zur Herausforderung

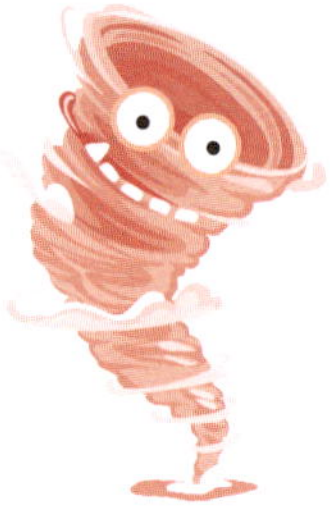

Die häufigsten Fragen zum Thema Panikattacken, die mir gestellt werden, sind: Wie kann ich wieder Autofahren ohne Panikattacken? Wie kann ich wieder zur Familienfeier, ohne ständig Fluchtgedanken zu haben? Wie kann ich wieder ohne Panikgefühle in das Flugzeug nach Griechenland steigen? Wie kann ich wieder gemütlich ohne Panikattacken in einem Einkaufscenter shoppen? Wie kann ich wieder zu meinem Lieblingsitaliener, ohne ständig die Tür im Blick zu haben?

Für viele Menschen ist das Panikthema mit einer ganz konkreten Situation oder mehreren Situationen verbunden. Sie sagen dann: Ich habe Angst vor dem Autofahren, ich habe Angst vor dem Teammeeting, ich habe Angst vor dem Konzertbesuch. Aber haben sie wirklich Angst vor der Sache selbst? Viele der Betroffenen erzählen, dass sie früher ohne Probleme Autofahren konnten, dass Familienfeiern ein Klacks waren, sie liebend gern lange Shoppingtouren machten oder auf Konzerte gingen. Sie haben also nicht Angst vor der Sache an sich. Sie haben Angst davor, dass sie in dieser Situation Angstzustände oder eine Panikattacke bekommen. Sie haben Angst davor, dass sie in dieser Situation von ihren Gefühlen überrollt werden. Sie haben Angst davor, dieser Situation hilflos ausgeliefert zu sein. Es ist also eine Angst vor den Zuständen, die sie in dieser Situation eventuell erleben müssen.

Die Folge ist, dass viele Betroffene die Situation vermeiden, in der sie schon einmal eine Panikattacke hatten. Was Panik auslösen könnte, wird umschifft. Zu groß ist die Angst, wieder diese Gefühle aushalten zu müssen. Zu intensiv sind die inneren Bilder, wie sich das damals angefühlt hat. Vermeidung ist die logische Konsequenz. Das Doofe ist nur, dass die Panikattacke dann vielleicht in einer nächsten Situation kommt, die sich so ähnlich anfühlt. Die vermeiden wir dann auch wieder. Die Panik verlagert sich. Heute ist es das Auto. Morgen der Supermarkt. Übermorgen das Restaurant. Du kannst dir wahrscheinlich vorstellen, wohin das führt. Überall können Paniktornados auftauchen – zumindest in unserer Vorstellung – und irgendwann ist unser Radius so eingeschränkt, dass wir lieber gar nichts mehr unternehmen. Wir erfinden immer mehr Ausreden, um keine Aktivitäten im Freundeskreis mehr mitmachen zu müssen. Wir konstruieren Geschichten, warum wir nur mehr im Homeoffice arbeiten können. Wir reden uns ein, sowieso nicht mehr zum Arzt zu müssen, weil das Wartezimmer mit Panik verbunden ist. Wir lassen Urlaube sausen, weil das Wegfahren von daheim sofort Ängste auslöst. Und manchmal können wir dann kaum noch aus dem Haus gehen und igeln uns immer mehr ein. Die Angst bleibt trotzdem.

Überleg mal für dich, wie das bei dir ist. Meinst du, Angst vor einer bestimmten Situation zu haben? Vor der Warteschlange im Supermarkt? Vor dem einen Tunnel auf der Autobahn? Vor der einen Stelle beim Spaziergang? Und nun frag dich, ob du tatsächlich Angst vor dieser Sache an sich hast oder ob du Angst vor der Panikattacke hast, die in dieser Situation auftreten könnte. Das ist ein wichtiger Unterschied.

Wenn du Möglichkeiten an die Hand bekommst, mit diesen starken Gefühlen umzugehen, sie zu regulieren und dadurch abzuschwächen, wirst du dich wahrscheinlich wieder in diese Situationen wagen. Denn du hast dann Methoden, um diese Gefühle zu steuern. Du weißt dann, was zu tun ist. Du hast einen Plan und kannst schrittweise vorgehen. Du hast gelernt, dich und dein Nervensystem zu beruhigen. Wie du dir Schritt für Schritt dein Leben zurückholen kannst, das schauen wir uns jetzt gemeinsam an.

Legen wir los. Wir schaffen das.

#15

Panik in der Lieblingspizzeria

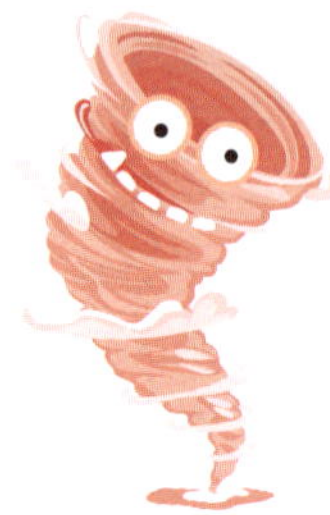

So viele Menschen, die unter Panikattacken leiden, berichten, dass sie früher gern Pizzaessen waren oder auf einen Kaffee in die Lieblingsbar gegangen sind – und heute ist es ihnen nicht mehr möglich. Zumindest nicht ohne hohe Anspannung und ständige Fluchtgedanken. Warum ist das so? Die Angst vor einer Panikattacke im öffentlichen Raum, wo man kaum unauffällig flüchten kann, wird manchmal schier unüberwindbar. Wie soll man denn ohne großes Aufsehen einfach aufspringen und davonlaufen, wenn die Spaghetti Bolognese vor einem stehen? Wie erklärt man seinem Gegenüber, dass das Treffen zwar nett ist, man aber nun in Windeseile weg muss? Wie geht man damit um, wenn Magen und Darm rebellieren und man ständig zur Toilette muss? Warum soll man sich überhaupt im Restaurant verabreden, wenn man sich sowieso nicht auf ein Gespräch, sondern nur noch auf den eigenen Körper und die Gedanken konzentrieren kann? Was also tun?

Konfrontation und Exposition

Wahrscheinlich hast du schon davon gehört, dass man sich den Situationen stellen soll, vor denen man Angst hat, um genau diese Angst zu verlieren. In der Therapie heißt das Konfrontation oder Exposition. Ganz vereinfacht gesagt bedeutet das: Man konfrontiert sich mit einer Angstsituation, zum Beispiel mit dem Besuch beim Arzt, der Autobahnfahrt oder dem Restaurantbesuch. Man geht bewusst in die Situation hinein, vor der man Angst hat. Man stellt sich der Angst. Im besten Fall ebbt sie dabei ab. Die Gedanken beruhigen sich. Der Körper beruhigt sich und die Gefühle werden ruhig. Dadurch wird die Einschätzung der Angstzentrale korrigiert. Sie lernt, dass da keine Gefahr ist, und muss in Zukunft nicht mehr reagieren.

Dieser Therapieansatz der Exposition wird bei Panikattacken sehr häufig eingesetzt. Und dies macht meiner Meinung nach bei vielen Betroffenen auch Sinn. Ich selbst habe dir hier im Buch schon mehrmals geraten, dem Paniktornado nicht immer weiter auszuweichen, sondern wohldosiert hineinzugehen. Es ist ein Lernprozess für dich und dein Gehirn, eine Übung. Es ist, als wenn du die Angstzentrale an die Hand nimmst und ihr zeigst: Schau mal, da ist gar nichts Gefährliches.

Üben bedeutet, dass die Angstzentrale natürlich nicht nach dem ersten Versuch umgelernt hat, sondern es braucht bei den meisten einige Wiederholungen. Wir müssen uns also immer wieder in der passenden Intensität der Situation stellen und dürfen mit der Zeit wahrnehmen, dass die Angst geringer wird. Die Angstzentrale speichert das ab – eine kleine Veränderung. Und noch mal. Und noch mal. Bis die Antennen im Gehirn nicht mehr so sensibel eingestellt sind. Bis du nach und nach in diese Situationen gehen kannst, dich damit konfrontieren kannst und dein Angstzentrum nicht mehr reagiert. Bis keine Angst mehr da ist.

Wenn das Nervensystem so weit stabil ist, dass es sich in der Angstsituation nach einer gewissen Zeit herunterregulieren kann, dann ist Konfrontation eine gute Methode, um Ängste zu bewältigen. Wenn du dich also in eine angstauslösende Situation begibst, Angst oder Panik kommen und beruhigen sich mit der Zeit wieder, dann machst du die Erfahrung: Das Gefühl kommt und geht auch wieder. Es ist also nicht schlimm. Die Situation ist nicht so schrecklich wie erwartet. Durch die korrigierende Erfahrung lernt das Gehirn um.

Wenn mich jemand fragen würde: »Klara, ich hatte einzelne Panikattacken auf der Autobahn, was soll ich tun?«, dann würde ich antworten: »Setz dich wieder ins Auto und fahre dieselbe Strecke noch mal. Zeig deinem Gehirn möglichst bald, dass es nicht schlimm ist.« Vielleicht kennst du ja die Regel, dass man sich gleich wieder aufs Pferd setzen soll, wenn es einen abgeworfen hat. Wenn man das länger nicht mehr wagt, kann es sein, dass man es nie wieder versucht, weil die Angst davor inzwischen zu groß geworden ist. Wenn sich die Situation in irgendeiner Form noch schaffbar anfühlt, dann ist es eine ganz wunderbare Möglichkeit der Bewältigung, mehrmals wieder in die Situation zu gehen und dort zu bleiben, bis die Angst abebbt.

Vorsicht vor jedem Zuviel

Leider klappt das aber nicht bei allen Betroffenen. Wenn du schon beim Lesen der letzten Zeilen Schweißausbrüche hattest und dich jede Konfrontation so sehr fordert, dass du denkst, du verlierst den Verstand und dein Körper dreht völlig durch, dann wirst du nach einer Konfrontation wahrscheinlich noch mehr Angst haben als vorher. Es braucht daher ein paar Zwischenschritte. Das ist kein Versagen, sondern du brauchst einen anderen, sanfteren Weg. Denn: Konfrontation wirkt nicht bei jedem Menschen gleichermaßen. Sie ist besonders dann nicht optimal, wenn dein Nervensystem so stark überreizt und im Daueralarm ist, dass du generell nicht mehr zur Ruhe kommst. Das kann unter anderem der Fall sein, wenn du schon lange an schweren Panikattacken leidest und sich diese stark eintrainiert haben oder einen Zusammenhang mit einem Trauma haben.

Hier ist wichtig: Wenn du dich dauerhaft im hochroten Bereich befindest, dein Nervensystem im Alltag ständig überschießt und alle möglichen diffusen Körperreaktionen produziert, auf die du gefühlt gar keinen Einfluss mehr hast, dann ist nicht der richtige Zeitpunkt für Konfrontationen. Dein Nervensystem hat keine Kapazitäten dafür frei, Neues zu lernen oder etwas umzulernen. Es ist gerade händeringend mit dem Überleben beschäftigt. Vermutlich ist es stark dysreguliert. In so einem Fall geht es viel mehr darum, für Stabilität und Sicherheit zu sorgen, bevor du weitere Schritte trainieren kannst. Das Nervensystem muss einen gewissen Grad an Flexibilität haben, es muss zumindest ansatzweise die Fähigkeit haben, sich zu regulieren und sich sicher zu fühlen, ehe wir es mit einer Konfrontation herausfordern können. Kümmere dich unbedingt um professionelle Begleitung, eventuell um eine Traumatherapie, wenn es dir so geht. Traumatherapeuten arbeiten oft mit dem Körper und dem Nervensystem, was ich bei der Panikbewältigung essenziell finde.

Ich rate in Bezug auf Konfrontation zu einem umsichtigen Vorgehen. Immer wieder höre ich von Menschen, die für die Bewältigung von Panikattacken in die Konfrontation geschickt werden, ohne dass sie dabei Beruhigungsmethoden wie Atemtechniken oder Körper-Entspannungs-Übungen anwenden dürfen. Das Nervensystem ruft dann häufig über die ganze Dauer der Konfrontation im roten Bereich laut um Hilfe und die Betroffenen haben sich manchmal noch Stunden danach nicht wieder erholt. Beruhigungsmethoden sind in manchen Therapieansätzen nicht erlaubt, weil sie als Hilfsmittel gelten und es die Person ohne diese schaffen soll. Doch oft dümpeln die Übenden dann noch lange nach der Konfrontation irgendwo im rotorangen Bereich herum. Sie wurden in der Situation völlig von der Angst überwältigt, die auch nicht etwa abebbt, sondern lange auf einem sehr hohen Level bleibt. Meiner Meinung nach ist das aber nicht der Sinn einer Konfrontation, denn das Gehirn lernt dabei nichts. Es lernt eben nicht, dass die Angst abebbt und dass sich Gefühle und Gedanken beruhigen. Es lernt eben nicht, dass die Situation ungefährlich ist. Eigentlich lernt es, dass die Situation richtig schlimm ist. Es werden also wieder diese Situation und die Panik in der gleichen Schublade zusammen abgespeichert.

Für einige Betroffene sind diese Konfrontationen so schlimm, dass sie danach gar nicht mehr üben möchten. Und das kann ja nicht das Ziel sein. Eigentlich wäre ja sinnvoll, dass sie sich für die nächste Angstsituation besser gewappnet fühlen. Angst soll sich nach und nach bewältigbar anfühlen. Das bedeutet nicht, dass du in so einer Situation überhaupt keine Angst haben darfst – dann hättest du ja generell kein Problem damit. Da wird Angst sein. Da wird vielleicht sogar eine Panikattacke sein. Es geht darum, Wege zu finden, damit umzugehen. Kleine Schritte zu setzen. Wenn du beim Üben in einer angstbesetzten Situation aber regelmäßig völlig vom Gefühlstornado überrollt wirst, zu keinem Handeln mehr fähig bist und die Angst dabei überhaupt nicht weniger wird, dann ist der Schritt offenbar zu groß gewesen.

Nutze deine Helfer, dafür sind sie da

Doch wie kann man in diesem Fall vorgehen? Es geht um eine Vorgehensweise Schritt für Schritt, bei der du dir selbst Sicherheit vermittelst. Es geht darum, dich und dein Nervensystem in so einer Situation beruhigen zu können. Du darfst lernen, die eigenen Gefühle zu regulieren. Du darfst lernen, einen liebevollen Umgang mit den Gedanken zu finden, die sich im Kreis drehen. Nach und nach vermittelst du der Angstzentrale und deinem Nervensystem: Wir sind in Sicherheit. Alles ist gut. Da habt ihr wohl eine Fehlzündung produziert. Und das machen wir jetzt wieder rückgängig.

Wenn es dafür Atemübungen braucht, dann ist das völlig okay. Und wenn es dafür anfangs einen vertrauten Menschen an deiner Seite braucht, der dich unterstützt, dann ist das völlig okay. Und wenn du dabei deinen Körper bewusst entspannen willst, dann ist das völlig okay. Warum auch nicht? Irgendwann wirst du diese »Hilfsmittel« nicht mehr brauchen. Wenn dein Nervensystem wieder in seine Ruhe zurückgefunden hat, reguliert es sich von selbst. Aber bevor du dich zu Hause einigelst und gar nicht übst, ist es aus meiner Sicht eine hilfreiche Möglichkeit, dich mit ein paar Sicherheiten an deiner Seite in eine Konfrontation zu wagen. Und manchmal braucht es dazu anfangs ein paar Helfer.

Ich bringe hier gern den Vergleich des Kindes, das schreckliche Angst vor den Monstern unter seinem Bett hat. Dieses Kind wird man auch nicht gefühllos ins Kinderzimmer stoßen, das Licht abdrehen, die Tür verschließen und ihm zurufen, dass es jetzt gefälligst schlafen soll. So eine Vorgehensweise richtet Schaden an. Da ist Angst. Diese Angst fühlt sich für das Kind völlig real an – auch wenn sie für uns Erwachsene irrational ist. Und um diese Angst dürfen wir uns kümmern. Und natürlich ist es das Ziel, dass das Kind wieder allein in seinem Zimmer schläft und unsere Unterstützung dabei nicht mehr braucht. Aber wenn dein Kind weinend und angsterfüllt vor dir steht, dann gehst du mit ihm ins Zimmer, bist für es da und beruhigst es. Du bist sein Helfer, bis es wieder selbst Ruhe und Sicherheit in sich gefunden hat.

Und genauso ist es mit den Hilfsmitteln bei Angst. Du nimmst sie als Unterstützung. Solange du sie brauchst. Du wirst spüren, wann du es wieder allein schaffst. Da bin ich mir sicher. Und vielleicht wirst du auch später gelegentlich eine Atemübung machen, wenn dich eine Situation anspannt. Oder du wirst deine Muskeln lockern, wenn du merkst, dass sie fest werden. Diese Tools dürfen dich ein Leben lang begleiten. Sie gehören bei vielen Menschen – ob mit oder ohne Ängsten – zu einer liebevollen Selbstfürsorge.

Wichtig ist: Die Angst ist in den allermeisten Fällen nicht nach der ersten Konfrontation »weg«. Manchmal braucht es viele, viele Wiederholungen, bis dein Nervensystem gelernt hat, dass es hier sicher ist. Dass es seine Geschütze nicht hochzufahren braucht. Aber es geht. Ganz sicher. Schauen wir uns an, wie du an die Sache herangehen kannst.

#15 DEIN NEUER WEG: EIN MINISCHRITT AUF DEN PANIKTORNADO ZU

Wenn sich Konfrontationsübungen für dich völlig unbewältigbar anfühlen, dann kann es sein, dass du kleinere Schritte brauchst. Da dein Nervensystem denkt, du bist in Gefahr, solltest du ihm Sicherheit vermitteln. Es geht also niemals darum, es in den hochroten Bereich der Panik zu drängen und dort allein zu lassen, sondern sich in kleinen Schritten an Angstsituationen heranzuwagen.

Schauen wir uns anhand des Restaurantbesuchs an, wie du Situationen in kleinere Schritte zerlegen kannst. Als erste Übung würde ich dir niemals raten, in ein Lokal zu gehen, das du nicht kennst, mit Personen, denen du nicht vertraust, den Tisch zu nehmen, der am weitesten entfernt vom Ausgang steht, ein Fünf-Gänge-Menü zu bestellen und dich zu zwingen, die ganze Zeit am Tisch zu bleiben. Das wäre roter Bereich pur.

Frag dich besser: Welchen Schritt traue ich mir zu? Welcher kleine Schritt würde sich für mich herausfordernd, aber bewältigbar anfühlen? Welches Lokal könnte es sein? Eher ein größeres oder ein kleineres? Viele mögen die Anonymität in einem größeren Restaurant, manche lieber die familiäre Atmosphäre in einem kleineren. Möchtest du bei den ersten Übungen überhaupt essen oder reicht ein Getränk? Völlig okay. Ist es einfacher, in ein Lokal zu gehen, das ein Buffet anbietet, weil du dann nicht auf die Zubereitungszeiten der Küche angewiesen bist? Dann mach das. Gibt es einen Platz im Restaurant, an dem du dich wohler oder sicherer fühlst? Näher beim Ausgang? An einem Fenster? Bei den Toiletten? Dann frag nach diesem Tisch. Möchtest du eher in einer größeren Runde essen gehen oder zu zweit? Für manche ist die größere Runde angenehmer, weil nicht so viel Aufmerksamkeit auf den Einzelnen liegt. Für manche ist es zu zweit mit einer Vertrauensperson einfacher.

Du siehst bei diesen Überlegungen schon: Es geht um dein Wohlbefinden. Es geht um dein Gefühl von Sicherheit. Panikattacken liefern uns ohnehin so viel Unsicherheit, so viel Ausgeliefert-Sein und Kontrollverlust, dass es bei diesen Übungen wichtig ist, Einfluss auf bestimmte Bedingungen zu nehmen. Wage dich immer wieder einen kleinen Schritt nach vorn.

DEINE PRAXIS:

RESTAURANT-FAHRPLAN

Wie kann so eine Konfrontation nun aussehen und wie kannst du dich darauf vorbereiten?

1. **Rechne mit Angst.** Nein, ich bin kein Pessimist und ich würde dir wünschen, dass du völlig angstfrei durch die Übungen kommst. Und vielleicht klappt das bei manchen ja wirklich. Aber bereite dich darauf vor, dass du wahrscheinlich Angst verspüren wirst. Dein Körper hat das so gelernt und es wird einige Anläufe brauchen, bis sie weniger wird. Angst in diesen Übungen zu haben, ist anfangs völlig normal. Übe auch mit Angst.
2. **Mach dir klar: Du wirst es überleben.** Auch wenn dir deine Angstzentrale etwas anderes vorgaukelt und dir den Film mit den Horrorszenarien vorspielt. Mach dir bewusst: Das ist nicht die Realität. Es sind Gedanken in deinem Kopf. Stopp! Du kannst durch deine Gedanken keinen Herzinfarkt bekommen. Du kannst durch die Angst nicht verrückt werden. Hol dich in die Realität zurück! Es ist richtig unangenehm, es kann dir aber nichts passieren.
3. **Kopf hoch, Brust raus.** Wenn du dich klein machst und mit gesenktem Blick durch die Tür ins Restaurant gehst, denkt dein Gehirn sofort: »Hier stimmt was nicht.« Und dein Verstand liefert unverzüglich die passenden Gedanken dazu. Richte dich also bewusst auf – Schultern locker, Blick nach vorn. So sendest du mit deinem Körper das Signal: »Ich bin da. Ich bin kraftvoll.« Verbinde dich mit deiner inneren Stärke und Klarheit.
4. **Was sind deine Tools?** Du brauchst Werkzeuge, um die Panik in Kopf und Körper herunterzufahren – um den Alarm auszuschalten, den deine Angstzentrale eingeläutet hat. Für mich war das Atmen der Gamechanger. Die erste Panikattacke, die ich selbst regulieren konnte, hat alles verändert. Ich habe das erste Mal gespürt: Ich habe Einfluss. Ich kann selbst etwas tun. Was packst du in deine Werkzeugkiste? Das Atmen? Ein kühles Glas Wasser? Fe-

stes Drücken mit den Füßen in den Boden, während du dich mit dem Hier und Jetzt verbindest? Eine Achtsamkeitsübung, in der du alle Gedanken ziehen lässt? Du hast in diesem Buch ja schon einige Möglichkeiten kennengelernt. Du kannst sie fast alle auch im Restaurant anwenden, um dein Nervensystem zu beruhigen.

5. **Stopp die Angstfilme im Kopf.** Wenn wir schon lange mit Panikattacken zu kämpfen haben, entwickeln wir meist auch eine starke Angst davor. Sie wird schon wach, wenn wir nur an eine Situation denken, in der wir wieder Panik bekommen könnten, obwohl wir noch gar nicht dort sind. Mach dir klar, dass du dadurch Angst »produzierst«, da dein Gehirn glaubt, du seist schon in der Situation. Hol dich ins Hier und Jetzt zurück. Jetzt bist du in Sicherheit. Um alles andere kümmerst du dich, wenn es soweit ist.
6. **Nimm dir die Freiheit, alles so zu machen, wie du magst.** Der Satzanfang »Ich darf …« kann dich in deinen Übungen begleiten. »Ich darf aufstehen, wenn ich das will. Ich darf gehen, wenn ich das will. Ich darf etwas essen, wenn ich das will. Ich darf etwas trinken, wenn ich das will. Ich darf das ganze Essen stehen lassen, wenn ich das will. Ich darf viel sprechen, wenn ich das will. Ich darf gar nichts reden, wenn ich das will. Ich darf alles und muss gar nichts.« Hör auf, dich bei anderen dafür zu entschuldigen, dass bei dir jetzt gerade irgendetwas so ist, wie es ist. Es ist so. Aus. Basta.
7. **Bleib dran.** Die Angst wird nach der ersten Konfrontation mit der Angstsituation wahrscheinlich nicht verschwunden sein. Auch nicht nach dem zweiten Mal. Und nicht nach dem dritten, vierten … Tut mir leid, dass ich das sagen muss. Wenn das Gehirn dieses Muster so lange eintrainiert hat, braucht es viele Anläufe. Aber ich kann dir sagen: Bleib dran! Es lohnt sich. Feier dich für die kleinen Erfolge. Für den kleinen Schritt, den du weitergegangen bist. Halte wirklich Ausschau nach den ganz kleinen positiven Veränderungen. Das ist so wichtig. Oft hechten wir den großen Zielen hinterher und feiern uns erst, wenn wir diese erreicht haben. Dabei sind die Zwischenschritte enorm wichtig, um motiviert zu bleiben.

FRAG DICH MAL DAS

Wie feierst du deine Erfolge? Lobst du dich selbst? Sprichst du aufmunternd mit dir? Klopfst du dir selbst auf die Schulter? Oder machst du dich eher klein, wenn du noch nicht an deinem Endziel angekommen bist? Sieh die kleinen Schritte der Konfrontation wirklich als Übungssequenzen auf deinem Weg. Manchmal zweigen wir falsch ab. Manchmal fühlt sich der Weg goldrichtig an. Es ist ein Auf und Ab. Es geht darum, immer wieder aufzustehen, wenn wir hingefallen sind, und den nächsten Schritt zu setzen. Du wirst erstaunt sein, wo du ankommen kannst.

VIELLEICHT INTERESSIERT DICH DAS

Immer wieder höre ich von Betroffenen, dass sie so schnell wie möglich ihr Leben zurück haben wollen und sich deswegen ständig zu Konfrontationen zwingen, ohne sich Pausen zu gönnen. Ich war eine davon. Frei nach dem Motto: Je öfter und intensiver ich das übe, umso schneller muss es besser werden!

Leider geht diese Rechnung nicht immer auf. Du hast ja schon einiges vom Nervensystem gehört und weißt mittlerweile grob, wie es funktioniert. Wenn du schon länger unter Panikattacken leidest, ist dein Nervensystem wahrscheinlich nicht in seiner besten, ausgeglichensten Verfassung. Wenn wir uns nun ständig und ohne ausreichend Pausen in Konfrontationen begeben, wird es dauernd gefordert. Wenn wir uns mit Angstsituationen auseinandersetzen, hüpft es bei unseren Übungen zwangsläufig immer mal wieder in den rotorangen oder den roten Bereich. Logisch, die Angst taucht ja auf, wenn wir üben. Nur so können wir einen neuen Umgang mit ihr finden. Damit das Nervensystem generell wieder in einen regulierten Zustand zurückkommt, ist es aber wichtig, dass wir es immer wieder in den grünen Bereich zurückholen. Es soll lernen, wie sich unser Ruhemodus anfühlt, wie sich Sicherheit anfühlt, wie sich Gelassenheit anfühlt. Darum ist es nach einer Konfrontation enorm wichtig, dass es Ruhephasen und Pausen gibt.

Viel hilft nicht immer viel. Es muss auch Phasen geben, in denen du dich generell weniger mit der Angst beschäftigst. Sich den ganzen Tag mit der Angst auseinanderzusetzen, nach den Ursachen zu graben, ständig im Internet dazu zu recherchieren und sich in stundenlangen Telefonaten mit dem besten Freund oder der liebsten Freundin über die Angst auszutauschen, gibt ihr mehr Aufmerksamkeit, als sie eigentlich haben sollte. Es geht darum, eine gute Balance zu finden und andere Bereiche in deinem Leben zu stärken. Gewöhn dein Nervensystem schön langsam wieder an Situationen, die mit Angst verknüpft sind, und gib ihm zwischendurch die Sicherheit, die es braucht.

GEHEIMTIPP

»Das kalte Wasser wird nicht wärmer, wenn du später springst« und »Geh los, bevor du bereit bist«, das sind zwei Sätze, die mich in meiner Übungszeit begleitet haben. Ich weiß, dass wir Konfrontationen immer wieder vor uns herschieben. Wir erfinden Ausreden, warum wir es noch nicht wagen. Aber wenn ich ehrlich bin: Wenn ich mich nicht immer wieder selbst geschubst hätte, wäre ich noch immer nicht bereit. Also: Geh los. Für dich und dein Leben. Auch wenn du dich noch nicht bereit dafür fühlst. Darum heißt es ja »Übung«.

ERINNERE DICH DARAN

Wenn wir in bestimmten Situationen eine Panikattacke hatten, dann würden wir diese am liebsten für immer und ewig vermeiden – aus Angst, dass die Panik wiederkommt. Das ist eine ganz natürliche Reaktion. Mach dir bewusst, dass es dein Job ist, die Sache in die Hand zu nehmen. Angst verschwindet nicht, wenn wir den Auslöser vermeiden. Angst verschwindet, wenn wir losgehen und es versuchen. Du darfst auch mal hinfallen. Aber dann stehst du wieder auf und machst weiter.

SAG DIR DAS

»Ich kann mich in kleinen Schritten aus meiner Komfortzone bewegen. Ich kann auch wieder einen Schritt zurückgehen, wenn es zu viel war. Ich lasse mir Zeit. Mein Nervensystem darf heilen. Ich bleibe dran und ich werde ihm die Zeit geben, die es braucht.«

VERSUCH ES MAL SO

Wenn dir die Angst wieder einmal vorgaukelt, dass du es ohnehin nicht schaffen wirst, dann sag dir: »Früher konnte ich das auch. Also muss in meinem Gehirn die Möglichkeit angelegt sein, dass ich es kann. Jetzt gerade hat sich die Angst draufgesetzt. Darum fällt es mir schwer. Aber ich kann wieder lernen, diese Situationen gelassen zu meistern.«

#16 Jede Autofahrt der blanke Horror

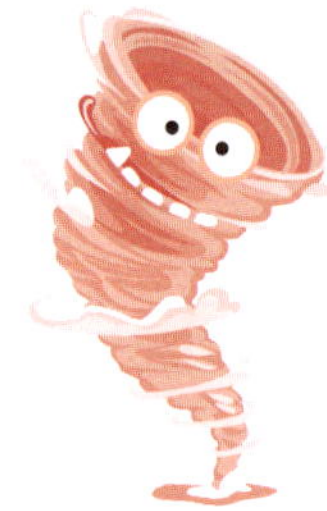

Warum erleben wir Panikattacken beim Autofahren als ganz besonders schlimm? Weil wir uns in einer Verkehrssituation befinden, in der wir uns selbst oder andere in Gefahr bringen könnten. Bei einer Panikattacke im Supermarkt ist das ja nicht der Fall. Der Gedanke daran, dass wir im Verkehr Verantwortung tragen, erhöht das Stresslevel im Körper, wir fühlen uns noch aufgeregter und das begünstigt eine Panikattacke. Das Fahren auf der Autobahn stufen wir als noch mal schlimmer ein, weil wir nicht sofort an den Straßenrand fahren können, wenn es uns nicht gut geht. Auch Tunnels sind für so manche mit starken Ängsten verbunden.

Viele kennen dieses beklemmende Gefühl im Auto und die meisten von ihnen vermeiden Autobahnen komplett. Auch das Mitfahren als Beifahrer kann Angstgefühle auslösen. Wie du dir vorstellen kannst, haben hier auch wieder die inneren Angstbilder ihre Finger im Spiel. Wenn wir uns einen Kontrollverlust auf der Autobahn vorstellen, heizt das die Angstzentrale ordentlich an und unser Körper wird von Angstwellen durchflutet. Das Spannende wiederum ist, dass die allermeisten Betroffenen beschreiben, dass ihnen bei einer Autofahrt noch nie etwas passiert ist, dass sie noch nie die Kontrolle verloren haben. Aber wie du ja bereits gelesen hast: Wir haben Angst davor, eine Panikattacke in dieser Situation zu bekommen. Wir haben keine Angst vor der Autofahrt an sich. Denn ganz viele beschreiben, dass sie früher leidenschaftlich gern Auto gefahren sind. Deshalb geht es bei der Bewältigung dieser Angst darum, dich in der Situation beruhigen zu können. Also, fahren wir gemeinsam ein Stück?

#16 DEIN NEUER WEG: WIEDER ENTSPANNT HINTERS STEUER

Bevor du mit den Übungen beginnst, ist wieder einmal die Vorbereitung wichtig. Überleg dir, wie sich das Üben für dich möglichst sicher anfühlen könnte:

1. **Möchtest du anfangs einen Beifahrer, der dir vertraut ist?** Oder möchtest du, dass jemand mit einem zweiten Auto hinter dir fährt? Alles ist möglich. Überleg dir, was du brauchst, um dich sicher zu fühlen. Natürlich ist es nicht unser Ziel, dass wir immer jemand Zweiten brauchen. Aber wenn du dir sonst gar nicht zutraust, in ein Auto zu steigen, ist es ja schon ein großer Schritt, dich mit einem Helfer heranzuwagen.
2. **Welche Strecke möchtest du fahren?** Gibt es eine Strecke, die du kennst, und die du als Übungsfeld nutzen kannst? Hier ist auch wieder wichtig: Überfordere dich nicht. Ich bin anfangs völlig über das Ziel hinausgeschossen, habe mich wild entschlossen ins Auto gesetzt und bin über 100 Kilometer in eine Richtung auf der Autobahn gefahren. Ich war schweißgebadet, völlig angespannt und hatte Dauerangst. Was hat mein Nervensystem dabei gelernt? Dass Autofahren richtig sch**** ist und dass ich nie wieder auf die Autobahn fahren möchte. Das ist nicht unser Ziel. Wir wollen ja, dass es lernt, sich in Sicherheit zu fühlen. Fahr einfach mal eine Runde um dein Haus. Steig aus und mach ein paar Freudensprünge, dass du das geschafft hast. Hört sich für dich doof an? Ist es aber nicht. Dein Gehirn soll lernen. Und es lernt bei den kleinsten Erfolgen. Wenn du schon jahrelang nicht mehr Auto gefahren bist, dann fang ganz klein an. Und ich meine wirklich ganz klein. Lieber kleine Schritte und die öfter. Wenn du das Fahren auf der Autobahn üben möchtest, dann such dir eine Strecke, auf der es nach wenigen Kilometern wieder eine Abfahrt gibt. Das reicht fürs Erste. Taste dich Schritt für Schritt heran.
3. **Welche Beruhigungstools nimmst du dir mit?** Ich werde dir in diesem Kapitel gleich noch eins vorstellen. Es ist so wichtig

zu lernen, dass wir Einfluss auf die Vorgänge haben, die unsere Angstzentrale auslöst. Deine Aufgabe wird es immer wieder sein, das Nervensystem herunterzufahren, wenn es nach oben schießt. Immer wieder. Immer wieder. Bis es irgendwann gelernt hat, dass es nicht mehr hochzufahren braucht. Und dabei können dich die passenden Tools unterstützen.

4. **Geh in deine Ich-kann-das-Haltung.** Wenn du das nächste Mal in dein Auto steigst, tu das nicht mit einer ängstlichen Haltung, sondern mit einer starken, klaren, selbstsicheren Haltung. Sag dir mit fester Stimme: »Ich kann das. Weil ich das will. Weil ich mir von der Angst nicht mehr sagen lasse, was ich tun und was ich lassen soll. Ich vertraue mir und meinem Körper. Ich treffe meine Entscheidungen ab heute wieder selbst. Ich kann Autofahren. Ich steige jetzt ein und meistere das. Ganz sicher.«

DEINE PRAXIS:
KLEINE SANFTE SPRITZTOUR

Und nun geht's los: Du bist optimal vorbereitet, gehst in deine Ich-kann-das-Haltung und fährst eine ganz kleine Strecke. Mach dir bewusst, dass du durch deine klare Haltung auf die Prozesse in deinem Körper einwirken kannst. Bring Entspannung in deine Muskeln. Wenn du deine Finger so stark an das Lenkrad gekrallt hast, dass die Knöchel weiß hervortreten, dann lockere den Griff ein bisschen. Wie fühlt sich das lockere Halten des Lenkrades an?

Vertraue dir, dass du das kannst. Und dann lehn dich zurück in den Autositz und spüre, dass dein ganzer Rücken und dein Kopf davon gehalten werden. Lockere dein Genick und deine Schultern ein bisschen, wenn du hier Anspannung spürst. Erinnere dich, dass du das sicher schaffst.

Entspanne nun deine Beine. Natürlich sollst du weiterhin Gas, Bremse und Kupplung bedienen können, aber spür mal hinein, dass da vielleicht ganz viel Festigkeit in deinen Oberschenkeln und in deinem Gesäß ist und sie sich an den Autositz klammern. Lockere sie. Sinke in deinen Sitz hinein. Atme ruhig durch die Nase ein und lang durch den Mund wieder aus.

Wie steht's um deine Arme? Fühlen sie sich wie eine erstarrte Verbindung zwischen Körper und Lenkrad an? Lass los (nicht das Lenkrad, sondern die Anspannung). Atme ruhig. Und spüre immer wieder nach, wie es sich anfühlt, wenn du mehr Lockerheit hineinbringst.

Nutze unbedingt deinen Körper. Indem du ihn entspannst, unterstützt er dich dabei, Lockerheit und Flexibilität in deine Gedanken und Gefühle zu bringen.

Und nun frag dich, wie du mit dir sprichst, wenn du Auto fährst. Wahrscheinlich hast du dabei lange Zeit panisch mit dir gesprochen. Leg dir eine motivierende Sprache zu. Feuere dich an. Mach Musik an und sing dazu. Geh immer wieder in deinen Ich-kann-das-Zustand. Gewöhne dein Nervensystem an deine neue Haltung. Du bestimmst jetzt wieder über dein Leben. Und wenn sich die Angst meldet, dann kannst du ihr auch mal den Mund verbieten. Obwohl du hier in diesem Buch ja immer wieder davon liest, dass du die Angst zulassen sollst, hinschauen sollst und sie durch dich hindurchfließen lassen sollst – manchmal kann es richtig guttun, der Angst auch mal die Leviten zu lesen und sie mit einem lauten »Es reicht mir jetzt! Ich konzentriere mich hier aufs Autofahren!« in die Schranken zu weisen.

Nach der ausgewählten kurzen Strecke fährst du dein Auto wieder in die Garage oder an den Straßenrand und lässt es gut sein. Du weißt ja: Überforderung bringt uns nicht weiter. Und egal, ob die Fahrt gut oder nicht so gut gelaufen ist: In ein paar Tagen übst du wieder. Dein Nervensystem darf sich neu an das Autofahren gewöhnen. Schritt für Schritt.

FRAG DICH MAL DAS

Viele Betroffene stresst das Gefühl, dass sie bei einer Autofahrt nicht stehen bleiben könnten, wenn es ihnen schlecht geht. Und ja, ich gebe dir recht, auf der Autobahn eine Vollbremsung hinzulegen, ist sicher nicht ganz klug. Doch für die Not gibt es den Seitenstreifen. Viele denken, es sei peinlich, wenn sie da stehen würden. Doch stell dir mal die Frage: Hast du schon jemals überlegt, warum jemand am Straßenrand steht? Wohl kaum. Und wenn doch, dann wohl eher mit Mitgefühl, oder? Es stellt sich ja niemand zum Spaß dorthin.

Du kannst immer stehen bleiben, wenn du dich nicht mehr fahrtauglich fühlst. Bei einer Autopanne bleibst du ja auch stehen. Du kannst immer und überall stehen bleiben, wenn es nötig ist.

GEHEIMTIPP

Hol dich in deinen Körper zurück. Wenn wir Angst haben, dann schwirren wir mit unseren Gedanken in irgendwelchen Panikkreisläufen herum. Komm wieder bei dir an. In deinem Körper. Spüre deine Füße. Dein Körper ist hier. Auf dem Boden der Tatsachen. Halte kurz inne. Ich weiß, das ist nicht ganz easy, doch unterbrich dein Muster. Atme einmal tief durch. Hol dich in die Realität zurück. Was da in dir aktiv ist, sind Gedanken. Und die lösen etwas in dir aus. Produziert wurden diese Gedanken von der Angst. Nimm Abstand. Spüre dich. Und mach weiter.

VIELLEICHT INTERESSIERT DICH DAS

Wenn wir uns an Übungen zur Angstbewältigung heranwagen, haben wir oft die Idee, dass wir sie unbedingt in den Alltag integrieren müssen, um effizient zu sein. Das musst du aber nicht. Du musst die Übungsautofahrt nicht nutzen, um etwas zu erledigen, damit die Fahrt einen »Sinn« ergibt. Du kannst die Fahrt einfach zu Übungszwecken machen. Du musst dabei keinen Einkauf erledigen und niemanden besuchen. Nimm dir den Druck, dass du zusätzlich auch noch etwas anderes absolvieren musst. Stell dir ein blaues Fahrschul-Schild in deinem Auto vor. Es ist eine reine Übungsfahrt. Und das ist völlig okay. Du übst Autofahren und musst gar nichts weiter tun. Autofahren reicht.

ERINNERE DICH DARAN

Autofahren ist für viele Menschen mit Panikattacken eine Horrorvorstellung. Zu groß ist die Angst vor Kontrollverlust oder einer Panikattacke auf der Autobahn. Bei vielen steht das Auto schon seit Jahren in der Garage. Nimm deine Ich-kann-das-Haltung mit, wisch den Staub vom Auto und los geht's. Einen Kilometer in die eine Richtung und einen Kilometer zurück. So holst du dir deine Freiheit zurück!

SAG DIR DAS

»Panik ist ein Gefühl. Ein Gefühl, das ich gerade habe. Dieses Gefühl geht wieder vorbei. Ich bleibe.«

Oder wenn du einen etwas härteren Ton anschlagen und die Panik direkt ansprechen willst: »Panik, es reicht. Du hast dich nun lange genug in meinem Leben breit gemacht. Du hast bestimmt, was ich tun kann und was nicht. Was ich mir erlauben kann und was nicht. Du hast dich eingemischt, wie mutig ich sein kann. Es reicht! Ich hab die Schnauze voll. Pack deine Sachen und zieh Leine. Ich fahr dich gern noch zum Bahnhof. Ich lasse dich nicht mehr über mein Leben bestimmen. Ab heute sage wieder ich, wo es lang geht.«

VERSUCH ES MAL SO

Wenn Atemtechniken nicht so dein Ding sind und du sie beim Autofahren nicht anwenden willst, dann summe. Du hast richtig gelesen: Summe. Probier es gleich aus. Öffne deinen Mund leicht, berühre mit deiner Zungenspitze beinahe deine oberen Schneidezähne von innen und atme mit einem Ton Luft aus. Deine Zunge schwingt leicht hin und her und es hört sich an wie das Summen einer Biene. Spürst du, wie dein Körper ganz leicht mitvibriert?

Oder du machst es mit geschlossenem Mund und es zeigt sich ein tiefer gleichmäßiger Ton, den du mit deinem Körper hervorbringst. Du erzeugst dadurch eine wohltuende Schwingung und das kann den Körper beruhigen. Spür hinein, in welchen Körperbereichen du diese Vibration wahrnehmen kannst. Natürlich kannst du auch Lieder summen oder singen. Wichtig ist, dass es dir guttut und dass dein Körper dabei in einen angenehmen Zustand wechselt.

#17

Kontrollverlust in Öffis

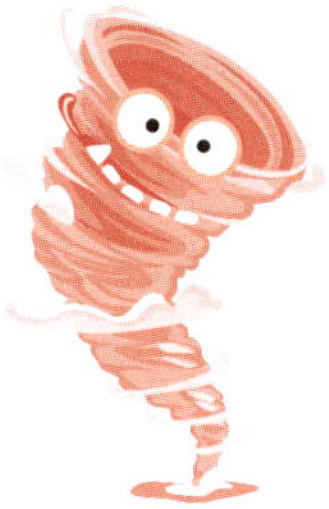

Viele Menschen, die unter Panikattacken leiden, haben wahnsinnige Angst davor, die Kontrolle zu verlieren: über sich, über ihre Körperreaktionen, über eine Situation, über das Leben. Sie sorgen sich, dass ein Angstverhalten peinlich auffällt oder sie etwas Komisches machen. Auch im Zug, im Bus oder der U-Bahn. Wenn dort im öffentlichen Raum die kleinste körperliche Veränderung auftritt, wird sie mit aller Macht weggedrängt. Und wenn sich nur der winzigste Ansatz eines Gefühls zeigt, dann wird aufs Schärfste kontrolliert, dass es ja nicht weiter an die Oberfläche tritt.

All das macht Druck. Riesengroßen Druck. Ständig gehen wir gedanklich Horrorszenarien durch. Wenn wir die U-Bahn betreten, sind wir maximal angespannt. Wenn wir in den Bus einsteigen, sind wir derartig verkrampft, dass wir kaum noch unsere Beine bewegen können. Wenn wir mit dem Zug fahren, explodieren wir innerlich fast vor Druck. Hinzu kommt, dass wir uns eingesperrt fühlen, eingeschlossen, und dass wir abhängig davon sind, wann jemand das Verkehrsmittel anhält und uns rauslässt. Wir schwitzen, die Angst sitzt uns im Nacken, wir halten die Luft an und sehnen die Sekunde herbei, in der sich die Türen endlich wieder öffnen. Keine schöne Situation. Und all das nur, um keine Panikattacke zu bekommen. Und manchmal bekommen wir sie trotzdem, weil wir unser Nervensystem nicht mehr in Schach halten können.

FRAG DICH MAL DAS

Kannst du dir vorstellen, ein Stück weit loszulassen? Ist es denkbar, die Kontrolle ein bisschen aufzugeben? Ich spreche hier gar nicht nur von Angstsituationen. Wie ist das denn bei dir im Alltag? Möchtest du immer alles im Griff haben? Alles vorausplanen? Alles zu 100 Prozent absichern?

Die maximale Kontrolle haben zu wollen, macht uns wahnsinnig viel Druck. Körperlich und mental. Wir spannen dadurch automatisch alles an. Nichts in uns ist locker und losgelöst. Unser Nervensystem befindet sich im orangen Bereich. Wenn du das ändern möchtest, hier ist eine Möglichkeit.

#17 DEIN NEUER WEG: LASS »EINFACH« LOS

Menschen, die unter Panikattacken leiden, haben eines gemeinsam: Die körperliche und mentale Anspannung ist tendenziell sehr hoch. Nicht nur im Erleben einer solchen Attacke, sondern auch im Alltag. Die Spannung ist nicht nur da, wenn sie in eine angstauslösende Situation kommen, sondern oft schon Tage davor. Sie besteht nicht nur, wenn sie in eine Situation kommen, in der sie schon einmal eine Panikattacke hatten, sondern auch in allen anderen Situationen, die dieser nur ähneln. Betroffene wollen möglichst alle Lebensbereiche unter Kontrolle haben, denn das Gefühl des Kontrollverlusts kennen sie bestens. Und dahin möchten sie auf keinen Fall mehr. Darum scheint die einzig logische Konsequenz: die Angst in Schach halten, sie kontrollieren und ihr kleinstes Aufkeimen bekämpfen. Das führt zu dieser hohen Anspannung.

Allerdings machen die meisten Betroffenen dieselbe Erfahrung: Der Kampf ist zwecklos. Es ist wie ein Kampf gegen Windmühlen. Je mehr man kontrolliert, umso stärker wird die Angst.

Und nun lassen wir gemeinsam los. Alle körperliche Anspannung. Alle mentale Kontrolle. Einfach loslassen. Und wenn du dich gerade fragst, was loslassen bedeutet, dann darf ich dir dazu sagen: Loslassen bedeutet nicht, etwas weghaben zu wollen. Loslassen bedeutet, es da sein zu lassen. Wenn du es da sein lässt, gibst du es genau dadurch frei. Loslassen bedeutet, nicht mehr an etwas zu zerren. Nicht mehr die Kontrolle haben und die Gedanken und Körperempfindungen in eine Richtung drängen zu wollen. Loslassen bedeutet, den Dingen ihren Lauf zu lassen.

Auf der körperlichen Ebene kannst du das sehr konkret üben: Ball deine Hände zu Fäusten. Warte zwei Sekunden mit voller Anspannung. Und dann lass los. Spüre in dieses Loslassen hinein. Du gibst die Anspannung frei. Mach dies gern ein paar Mal hintereinander. Fäuste ballen … loslassen. Fäuste ballen … loslassen. Nimm dieses Loslassen bewusst wahr.

Binde nun deine Füße mit ein: Spann deine Füße an, die Zehen, die Fußsohlen, warte zwei Sekunden … und dann lass los. Und noch mal … Und ein weiteres Mal … Und nun mach es mit Händen und Füßen gemeinsam. Anspannen … Loslassen. Fühle jedes Mal in dieses Loslassen hinein. Du kannst dir auch vorstellen, wie die angestaute Energie abfließt.

Versuche nun, deinen Körper als Ganzes anzuspannen. Bauch, Oberkörper, Gesäß, Beine, Arme … Zwei Sekunden warten … Loslassen. Spüre wirklich, wie sich dein Körper anfühlt, wenn er loslässt. Zu erleben, wie die Anspannung abfließt, das ist unser Ziel.

Wenn wir durch Angst oder Stress oder warum auch immer ganz viel Spannung in uns tragen, ist es enorm wichtig, sie aktiv gehen zu lassen. Oft ist uns die Anspannung gar nicht bewusst. Erst wenn wir loslassen, merken wir, wie gut es sich anfühlt. Gib die Kontrolle auf. Du musst nichts kontrollieren. Lass die Dinge geschehen. Du kannst auch deine Atmung dazunehmen. Atme beim Anspannen durch die Nase ein, halte für zwei Sekunden die Luft an und während des Loslassens atmest du verlängert aus.

Du kannst auch einen Laut dabei abgeben, zum Beispiel ein befreiendes »Uffffff«.

Lehn dich doch mal für einen kurzen Moment zurück. Atme ruhig. Und spüre nach, wie sich so ein Loslassen anfühlt. Gerade nichts wollen. Nichts müssen. Nichts verändern. Einfach loslassen. Im Moment sein. Dein Nervensystem und deine Stimmung werden Danke sagen. Bau dieses Loslassen immer wieder in deinen Alltag ein – nicht nur in Stresssituationen.

DEINE PRAXIS: NUN GEHT'S IN DEN BUS

Wenn du das Fahren mit den öffentlichen Verkehrsmitteln üben möchtest, dann erinnere dich zwischendurch an deinen entspannten Körper. Lockere immer wieder deine Muskeln. Schüttle aufgestaute Energie ab. Lass Anspannung los. Versuche, körperliche Veränderungen einfach wahrzunehmen, ohne sie zu bewerten. Und dann übe in ganz kleinen Schritten. Such dir eine kurze Strecke. Das ist bei einer Busfahrt in der Stadt ganz einfach. Die Distanzen von Haltestelle zu Haltestelle sind kurz. Steig bei einer Haltestelle zu. Atme ruhig. Lass ein bisschen los. Du kannst nicht alles kontrollieren. Du musst nicht alles kontrollieren. Und ja, das kann sich ungewohnt anfühlen. Das ist okay. Die Dinge geschehen so, wie die Dinge eben geschehen. Gib die Kontrolle auf und lehn dich zurück. Alles ist gut. Du bist in Sicherheit.

Lockere deinen Körper. Atme ruhig. Du kannst jetzt, wie schon oft zuvor geübt, ganz bewusst deine Hände zu Fäusten ballen und dann loslassen. Ball deine Hände zu Fäusten … und lass loooooooooos. Spann an … und lass loooooos. Konzentriere dich auf das Loslassen. Und wenn dein Nervensystem hochfährt, was es wahrscheinlich tun wird, weil das in dir noch so verknüpft ist, dann bring dich körperlich und mental in die Entspannung. Nimm einfach wahr, was passiert. Neutral. Du musst die Vorgänge nicht bewerten. Du weißt ja, es ist nur dein Nervensystem, das gerade auf eine vermeintliche Gefahr reagiert. Steig nicht auf die Bewertung deiner Angstzentrale ein. Du musst nicht darauf reagieren. Nimm die Vorgänge wahr. Ja, da passiert etwas in deinem Körper. Vielleicht wird dir warm. Vielleicht beschleunigt sich dein Puls. Das gehört zu den Reaktionen deines Nervensystems. Ein total normaler Mechanismus. Nimm wahr, beruhige deinen Körper und mach weiter.

Und schon steigst du an der nächsten Haltestelle nach ein oder zwei Minuten wieder aus. Du brauchst dir auch nicht doof vorkommen, weil du nur eine so kurze Strecke fährst. Manchmal sind es diese kurzen Strecken, die uns ein ganz kleines Stück von unserem Selbstvertrauen zurückgeben. Weil wir sie vielleicht leichter schaffen.

Wenn du bei der nächsten Haltestelle wieder aussteigst, dann bitte: Feiere dich! Du hast es getan! Auch wenn da Angst war. Auch wenn du trotzdem versucht hast, die Situation zu kontrollieren. Auch wenn es noch nicht perfekt war. Du hast den Schritt gesetzt! Und wenn du ganz mutig bist, dann überquerst du die Straße, gehst zur gegenüberliegenden Haltestelle und fährst die kleine Strecke wieder zurück. Es ist aber auch völlig in Ordnung, wenn du zurückgehst. Nur keinen Stress. Taste dich Schritt für Schritt voran. Zeig deinem Nervensystem, dass alles okay ist. Übernimm wieder sanft die Führung – ohne Kontrolle auszuüben. Du entscheidest aus freien Stücken. Du kannst das!

VIELLEICHT INTERESSIERT DICH DAS

Der Satz »Panikattacken kommen aus dem Nichts« hat bei mir immer Unbehagen ausgelöst. Ich habe ihn in Fachbüchern gelesen und ihn in Seminaren zu Angststörungen gehört. Wenn diese Zustände aus dem »Nichts« kommen, dann kann man ja ohnehin nichts tun, oder? Dieser Satz macht hilflos und lässt uns mit einem Gefühl von Ohnmacht zurück. Meiner Meinung nach ergeben die Reaktionen unseres Körpers (fast) immer einen Sinn. Du kennst bereits die Erklärung, dass er uns eigentlich warnen und schützen will, wenn er das »System hochfährt« und eine Panikattacke entsteht. Viele von uns kennen auch die Auslöser, wenn sie klar auf der Hand liegen: die Supermarktkasse, der Stau, die Zugfahrt, der Restaurantbesuch und so weiter.

Daneben gibt es die Auslöser aus unserem Inneren. Das sind zum einen die gedanklichen Vorstellungen, wie wir sie im zweiten Teil des Buches betrachtet haben, und die Körpersignale, um die es im ersten Teil ging: Hitze, Harndrang, Herzstolpern, Druck auf der Brust, Blähbauch, Reizdarmsymptome, Schwindel, Übelkeit, Kreislaufprobleme und so weiter. Vorgänge, die vom vegetativen Nervensystem gesteuert werden. Wenn das Körpersignal und die Panik im Gehirn eng miteinander verknüpft sind, kann das Körpersignal (oder eine Tendenz in diese Richtung) schon eine Panikattacke auslösen.

Welchen Sinn aber würden Panikattacken »aus dem Nichts« machen? Sie hätten keinen Auslöser, was aus biologischer Sicht unsinnig ist. Warum sollte unser Körper ohne Grund einen Angstzustand hervorrufen? Meiner Meinung nach gibt es immer einen Grund. Eine Erklärung ist, dass das vegetative Nervensystem autonom arbeitet und dabei physiologische Veränderungen verursacht, die wir nicht bewusst wahrnehmen, wie zum Beispiel einen Herzstolperer oder Veränderungen in der Atmung. Diese kleinsten Veränderungen registriert jedoch unser Gehirn. Und wenn es ein Körpersignal bemerkt, das in der gleichen Schublade abgelegt wurde wie die Panik, dann aktiviert es die Angstzentrale. Der Panikkreislauf beginnt. Tatsächlich fühlt es sich aber so an, als sei die Panikattacke aus dem Nichts gekommen, weil das Nervensystem plötzlich und unerwartet hochfährt. Sie ist aber nicht aus dem Nichts gekommen. Es gab eine physiologische Veränderung, die dein Gehirn registriert hat und die mit Panik verknüpft ist.

Mir hat diese Erklärung viel Beruhigung geschenkt und nach und nach wurde mir auch immer schneller klar, woher die Panik kam. Ein zu warmer Raum, weil bei mir Hitze und Panik verbunden waren. Ein flauer Magen, weil Übelkeit und Panik verbunden waren. Ein zu enges Shirt, weil Beengtheit und Panik miteinander verbunden waren. Mit der Zeit wurde es für mich ganz logisch, dass es minikleine Veränderungen waren, die meine Angstzentrale registriert und auf die sie sofort reagiert hatte. Und weil ihre Sensoren immer noch sensibler wurden, reagierte sie immer noch schneller.

Vielleicht hilft diese Erklärung auch dir. Panikattacken kommen meiner Erfahrung nach nicht aus dem Nichts. Das wäre völlig unlogisch. Unser Nervensystem ist so gebaut, dass es uns unterstützen möchte.

GEHEIMTIPP

Erinnere dich immer wieder daran, dass Angst und Panik entstehen, wenn es entsprechende Wechselwirkungen zwischen deinen Gedanken, deinem Körper und deinen Gefühlen gibt. Ein Gedanke taucht auf, deswegen entsteht ein Gefühl und der Körper reagiert. Unterbrich solche Ketten, indem du einfach nur beobachtest: Aha, da taucht ein Gedanke auf. Aha, da ist jetzt ein Gefühl. Aha, da reagiert mein Körper. Aha, jetzt entsteht ein neuer Gedanke … Je mehr du lernst, ohne Wertung zu beobachten, umso weniger steigst du in den Kreislauf ein, sodass er sich nicht noch weiter aufschaukeln muss. Indem du deine Reaktion auf deine inneren Prozesse änderst, nimmst du Einfluss auf das Geschehen. Die beste Reaktion auf Veränderungen im Kopf, in den Gefühlen oder im Körper, die dir früher Angst gemacht haben, ist, sie einfach wahrzunehmen. Ohne Wertung.

ERINNERE DICH DARAN

Öffentliche Verkehrsmittel sollen dich von A nach B bringen. Um mehr geht es nicht. Viele Menschen mit Panikattacken vermeiden die Öffis aber, weil sie das Gefühl haben, die Situation dort nicht ausreichend kontrollieren und nicht jederzeit weg zu können. Besonders dann, wenn die Panik auftaucht. Vielleicht musst du die Situation aber gar nicht kontrollieren. Loszulassen und die Kontrolle aufzugeben kann ein wichtiger Part sein, wenn wir Ängste loswerden wollen. Dies kannst du üben, indem du mit verschiedenen Körperregionen immer wieder von Anspannung zu Loslassen wechselst. Anspannen. Loslassen. Anspannen. Loslassen. Anspannen. Looooooooooooooooslassen.

SAG DIR DAS

»Ich kann nicht alles im Leben kontrollieren. Das versuche ich ab heute auch gar nicht mehr. Kontrolle hilft mir in vielen Situationen nicht weiter. Aber ich kann Dinge beeinflussen. Positiv beeinflussen. Indem ich loslasse, nehme ich Einfluss. Darauf, wie sich mein Körper anfühlt. Darauf, wie entspannt ich bin. Darauf, wie locker ich in eine Situation gehe. Loslassen hilft mir weiter. Ich darf loslassen. Ich darf die Dinge geschehen lassen. Ich darf die Kontrolle abgeben. Ich darf dem Leben vertrauen und schauen, was passiert. Ich kann damit umgehen. Ich nehme einfach nur wahr und muss nichts weiter tun.«

VERSUCH ES MAL SO

Wenn wir schon lange unter Panikattacken leiden, haben wir oft das Gefühl, unser Nervensystem sei unser Feind. Das ist es aber nicht. Es möchte dich unterstützen, hat allerdings ein paar Fehleinstellungen. Und genau diese lassen sich wieder umprogrammieren. Es braucht ein Update. Nimm dein Nervensystem also an der Hand und zeig ihm, wie ihr das gemeinsam machen könnt. Besprich mit ihm die Übungen aus dem Buch, die du umsetzen wirst. Erkläre sie ihm wie einem Kind. Ihr übt gemeinsam. Das Busfahren, das Zugfahren, was auch immer. Mach dir dein Nervensystem zu deinem Buddy. Zeig ihm, was wirklich gefährlich ist und was nicht. Du weißt das und du kannst das.

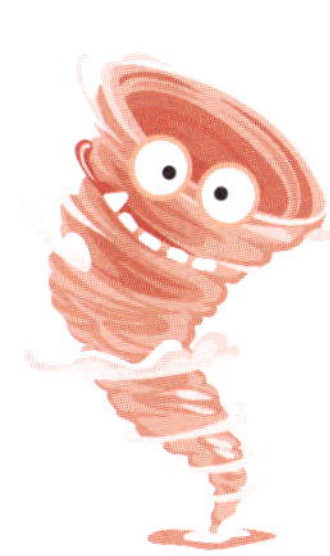

#18

Daueranspannung im Arbeitsalltag

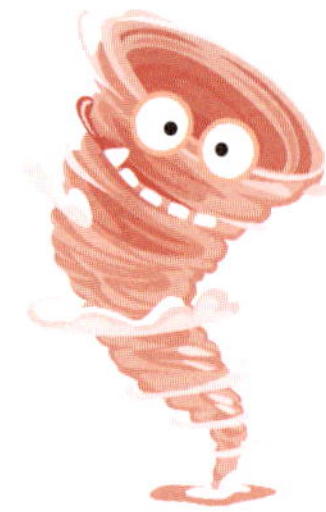

Angst und Panik richten sich nicht nach deinem Terminkalender. Sie tauchen nicht nur dann auf, wenn es dir gerade in den Kram passt. Sie kommen im Alltag, in den unpassendsten Momenten, in Situationen, in denen du funktionieren und eine Leistung abliefern sollst – also auch im Job, im Studium oder deiner Ausbildung. Und hier kann die Panik ganz besonders belastend sein, weil wir Angst haben, aufzufallen, als schwach zu gelten oder den Anforderungen nicht gerecht zu werden. Manche haben bereits erlebt, wie schwierig es war, als sie in Teammeetings nicht mehr vor anderen sprechen, mit dem Auto nicht mehr zur Arbeit fahren konnten oder es nicht mehr schafften, eine ganze Vorlesung lang an der Uni zu bleiben. Da ist nicht nur die Peinlichkeit, auch die möglichen Konsequenzen schüren die Angst: Was, wenn ich meinen Ausbildungsplatz verliere? Was, wenn ich das Studium nicht schaffe? Was, wenn ich meinen Job aufgeben muss und meine Familie nicht mehr ernähren kann?

Viele Betroffene beschreiben, dass sie sich in solchen Situationen wie erstarrt fühlen. In ihnen brodelt der Panikvulkan, sie haben das Gefühl, in Gefahr zu sein, aber rein gar nichts tun zu können. Sie fühlen sich, als würden sie in der Situation festsitzen. Die besten Tools, die man sich zurechtgelegt hat, sind völlig zwecklos, wenn eine Art Lähmung eintritt, eine Handlungsunfähigkeit und Denkblockade. Was also tun?

VIELLEICHT INTERESSIERT DICH DAS

Du hast ja schon viel vom Nervensystem gehört und dass es in einer Gefahrensituation alle nötigen Vorgänge startet, damit Kampf oder Flucht gelingen. Wenn beide ausweglos erscheinen oder nicht möglich sind, gibt es ein drittes Programm: Wir erstarren. Fight, Flight, Freeze. Kämpfen, Fliehen, Erstarren. Diese Vorgänge werden von deinem Nervensystem gesteuert. Du wirst als Ganzes aktiviert, mobilisiert und hast enorm viel Energie in dir für die bevorstehende Aktion, die dein Leben retten soll. Entweder du flüchtest oder du kämpfst gegen den Gegner. Oder aber du erstarrst und bist wie abgekoppelt von dir selbst, damit du weniger spürst, was mit dir passiert. Auch eine nützliche Reaktion des Nervensystems.

Bei einer akuten Panikattacke können die beiden entgegengesetzten Kräfte gleichzeitig wirken: Einerseits besteht eine hohe körperliche Aktivierung, weil das Nervensystem die Kampf- oder Fluchtreaktion einleitet, und andererseits ist das Handeln wie blockiert, weil wir in einem massivem Schockzustand wie erstarrt und gelähmt sind. Viele Betroffene berichten, dass sie maximal aufgeregt sind und am liebsten weglaufen wollen und gleichzeitig wie eingefroren oder angewurzelt in der Paniksituation verharren. Auch wenn sie sich schon viele Male vorgenommen haben, dass sie es dann ansprechen, dass es ihnen nicht gut geht, oder dass sie erst mal aufstehen, gelingt es ihnen nicht. Sie beschreiben, dass sie manchmal nicht einmal den Mund aufbekommen. Jedes Mal wieder verharren sie regungslos in der Handlungsunfähigkeit und fühlen sich den innerlichen Vorgängen ausgeliefert. Das vergrößert natürlich die Angst vor jeder neuen Attacke.

FRAG DICH MAL DAS

Kennst du solche Situationen? Kennst du es, dass du in einer Angstsituation wie erstarrst? Dass alles in dir schreit »Nur weg hier!«, du aber einfach nicht vom Stuhl aufstehen kannst und in der Situation verharrst, obwohl in dir der Tornado wütet? Dass du in so einer Situation sprachlos bist? Dass du dir schon die besten Pläne zurechtgelegt hast, wie du beim nächsten Mal reagierst, nur um dann doch wieder im Freeze-Zustand verhaftet zu sein?

#18 DEIN NEUER WEG: WIEDER HANDLUNGSFÄHIG WERDEN

Wenn wir uns auf einem maximalen Anspannungs- und Erregungsniveau befinden und gleichzeitig erstarren, ist unsere Vernunftzentrale auf »Off«. Wir sind im roten Bereich des Nervensystems angekommen und haben wenig bis gar keine Chance, uns nun auf der Vernunftebene kluge Dinge zur Entspannung zu sagen oder uns durch rationale Argumente zu beruhigen. Ohnehin würden wir sie uns jetzt gar nicht glauben. Die Angst ist aktiv und alles andere hat gerade kein Gewicht.

In so einer Situation bringt es also wenig, auf der Gedankenebene irgendwie Einfluss nehmen zu wollen. Aber eine große Chance haben wir immer: Wir können unseren Körper nutzen. Wir können atmen, um das Nervensystem herunterzufahren. Wir können unsere Muskeln lockern. Wir können unseren Körper neutral beobachten bei dem, was er tut. Wenn wir ihn miteinbeziehen, haben wir die Chance, dass sich auch in unserem Gehirn etwas verändert. Das Muster wird unterbrochen, das Gehirn bekommt eine neue Aufgabe und kann sich aus der Angst herausbewegen.

Vielleicht hast du es selbst schon einmal erlebt: Wenn die Angst nachlässt, wenn sich die Erstarrung lockert, wird dein Blick wieder klarer, die Gedanken ordnen sich plötzlich wie von allein und alles in dir wird ruhiger. Manchmal fühlt sich das an wie eine Erlösung.

Um dich künftig selbst dabei unterstützen zu können, diese Erstarrung zu lösen und in deine körperliche und mentale Flexibilität zurückzukommen, gibt es viele Möglichkeiten. Probieren wir sie mal gemeinsam.

Damit dein Verstand wieder aktiv wird, du Abstand von den Angstgedanken nehmen kannst und deine Gefühle wieder ruhiger werden, darf dein Nervensystem zuerst in den grünen oder zumindest orangen Bereich kommen. Dafür musst du den Körper aus seiner Erstarrung lösen und die körperliche Anspannung abbauen. Kümmere dich also zuerst um deinen Körper, dann kann ihm dein Kopf in die Entspannung und in die Klarheit folgen. Die sanften Methoden, die ich dir gleich vorstelle, können dir dabei helfen. Probiere sie in gewöhnlichen Alltagssituationen schon mal aus, um ihr Erleben zu verinnerlichen. Dann hast du sie umso leichter parat, wenn es nötig wird.

- **Pendeln:** Setz dich aufrecht hin. Stell deine Füße auf dem Boden ab. Deine Arme hängen locker an den Körperseiten herunter. Und nun pendle mit dem Oberkörper sanft von rechts nach links und von links nach rechts. Dein Kopf und deine Arme bewegen sich ganz locker mit. Spür einfach in die Bewegung hinein. Wenn sich irgendetwas zeigt, brauchst du es nicht zu bewerten, nicht zu interpretieren. Atme einfach ruhig und pendle so lange, wie es sich für dich gut anfühlt. Wenn du die Übung beendet hast, kannst du noch nachspüren, wie es dir jetzt geht. Wenn wir mit unserer Emotion an einer Stelle feststecken, können uns sanfte Pendelbewegungen helfen, uns aus der Erstarrung herauszubewegen und die Empfindungen und Emotionen in uns wieder in den Fluss zu bringen. Wenn du – zum Beispiel im Büro – nicht offen pendeln kannst, stell dir die Bewegung einfach innerlich vor. Visualisiere, wie dein Oberkörper sanft von rechts nach links schwingt – so als würdest du dich auf einem Boot wiegen. Du weißt ja: Dein Gehirn reagiert schon auf die Vorstellung! Oder: Bewege deine Schultern minimal, kaum sichtbar – als würdest du dich leicht neu ausrichten oder tiefer in den Stuhl setzen. Das allein kann dem Körper helfen, aus der Erstarrung zu kommen.

- **Schütteln:** Beginne ganz sanft, einzelne Körperteile auszuschütteln. Zuerst deine Arme und Hände. Dann deine Beine und Füße. Deinen Kopf. Dann kannst du versuchen, deinen ganzen Körper sachte zu schütteln, wenn sich das für dich gut anfühlt. Hast du schon mal einen Hund beobachtet, der sich nach einer Begegnung mit einem anderen Hund ausschüttelt? Hunde machen das intuitiv. Sie schütteln aufgestaute Energie ab. Das kannst du auch machen. Du kannst dir dabei vorstellen, wie du Erfahrungen, Emotionen, Erlebnisse abschüttelst und wegschüttelst. Nimm einfach wahr, was das mit dir macht. Vielleicht lockert sich etwas in dir, vielleicht löst sich etwas in dir. Wenn nicht, ist das auch okay. Es ist so, wie es ist. Wenn du dich im Großraumbüro nicht komplett ausschütteln möchtest (was ich verstehe), dann bewege und schüttle deine Finger unter dem Tisch. Roll deine Fußgelenke in kleinen Kreisen, ganz unauffällig. Mach Gehbewegungen im Sitzen, wobei du deine Füße so vor- und zurücksetzt, als ob du gehen würdest.
- **Sich selbst umarmen:** Leg dir deine Hände so auf die Brust, dass deine Unterarme ein X ergeben. Du kannst deine Finger im Schulterbereich ablegen. Du umarmst dich damit selbst. Wenn du möchtest, kannst du mit deinen Händen sanft über deine Oberarme streichen. Oder du lässt sie einfach nur darauf liegen. Wie es sich für dich gut anfühlt. Spür hin, wie es ist, wenn du dir Geborgenheit und Halt gibst. Wenn du dir unauffällig Halt geben möchtest, dann leg deine Hände auf den gegenüberliegenden Unterarmen ab oder leg deine Hände in deinem Schoß so ineinander, als ob du deine eigene Hand hältst. Sag dir: »Ich bin für mich da. Ich halte mich.«
- **Klopfen:** Bleib in der Selbstumarmung und klopfe abwechselnd mit den Händen auf die jeweils gegenüberliegende

Schulter. Wie schnell oder langsam du das machst, ist nicht so wichtig. Du kannst auch an deinen Oberarmen entlang klopfen. Von oben nach unten und von unten nach oben. Mach es so, wie es sich für dich gut anfühlt. Egal, welches Gefühl sich zeigt, es darf da sein. Du klopfst einfach weiter. Es ist okay, so wie es ist. Durch das sanfte Klopfen spüren wir unseren Körper. Wir holen uns ins Hier und Jetzt und verbinden uns mit der Realität. Wenn du das Gefühl hast, dass es genug ist, senke deine Arme und spüre noch etwas nach, wie sich dein Körper jetzt anfühlt. Eine Variante fürs Büro: Tippe mit deinen Fingern leicht auf deinen Oberschenkeln, im Wechsel rechts und links.

Wichtig: Wenn du immer wieder in Erstarrungszustände fällst, aus denen du nur schwer selbst herauskommst, oder wenn du bereits weißt, dass bei dir ein Trauma der Hintergrund für diese Erstarrung sein kann, dann kümmere dich um professionelle Unterstützung. Du musst da nicht allein durch.

DEINE PRAXIS:

PANIKMOMENTE SPEZIELL IM JOB UND AN DER UNI MEISTERN

Hier ist es ganz wichtig, zunächst den Druck rauszunehmen. Du darfst Angst haben und kannst trotzdem einen guten Job machen. Du kannst Pausen einlegen und trotzdem erfolgreich studieren. Du kannst an der Panik arbeiten und trotzdem deine Ausbildung meistern.

Was aber kannst du tun, wenn die Panik wieder mal in einem unpassenden Moment auftaucht? Hier ein paar Möglichkeiten:

- **Atmen:** Atme bewusst durch die Nase ein und verlängert durch den Mund wieder aus. Du weißt ja, das reguliert dein Nervensystem. Beruhige damit deinen Körper. Lockere die Muskeln. Löse die körperliche Anspannung.

- **Bewegen:** Es dürfen minimale Bewegungen sein. Auch die holen dich aus der Erstarrung. Du kannst deinen Körper sanft hin- und herbewegen. Leichte Pendelbewegungen machen. Du kannst deine Hände auf den Armen ablegen und dir Halt und ein Gefühl von Sicherheit geben. Spüre deine Füße auf dem Boden.
- **Wahrnehmen:** Wenn Gedanken oder Gefühle auftauchen, dann nimm einfach wahr, was passiert. Es ist nur dein Nervensystem, das seinen Job macht. Sperr dich nicht gegen das Gefühl, kämpfe nicht dagegen. Du bist in Sicherheit. Es ist nur ein falscher Alarm.
- **Unterbrechen:** Lass dir kaltes Wasser über die Handgelenke laufen oder lutsche ein scharfes Minzbonbon. Manchmal braucht es einen starken Reiz von außen, um uns aus den Gedankenschleifen herauszuholen.
- **Fokus öffnen:** Weite deinen Blick und hol dich ins Hier und Jetzt zurück. Schau dich im Raum um. Du bist jetzt hier. Du bist in Sicherheit. Alles ist gut. Schwirre nicht in Zukunftsszenarien herum. Verbinde dich mit dem Jetzt.
- **Druck rausnehmen:** Es ist okay, zu gehen, wenn dir alles zu viel wird. Du bist ein erwachsener Mensch und darfst selbst entscheiden, was du machst und wo du dich aufhältst. Niemand kann dir vorschreiben, was du zu tun und zu lassen hast. Du musst gar nichts. Nimm den Druck raus. Geh so weit, wie es für dich im Moment gut möglich ist.
- **Hilfe annehmen:** Vielleicht hilft es dir, eine Vertrauensperson einzuweihen. Das bedeutet nicht, dass du die ganze Geschichte erzählen musst, wenn du das nicht möchtest. Aber es kann hilfreich sein, sich ein bisschen zu öffnen, zu sagen, dass es dir manchmal nicht gut geht und dass du dann eine Pause brauchst.

GEHEIMTIPP

Bring dich in einen anderen Zustand – das ist die Kurzformel für Momente, wenn die Angst zu aufdringlich wird. Wenn dein Körper durch innere Bilder Angst erzeugen kann, dann kannst du durch andere innere Bilder andere Gedanken, Körperempfindungen und Gefühle erzeugen.

Wollen wir das gleich mal ausprobieren? Dann lies das Folgende und versuch es dann mit geschlossenen Augen: Spür in dich hinein und verbinde dich mit einer tiefen Dankbarkeit. Vielleicht einem Menschen, einem Tier, dir selbst oder dem Leben gegenüber. Oder du bist wegen etwas ganz anderem dankbar. Nun spüre diese Dankbarkeit in allen Fasern deines Körpers. Produziere innere Bilder dazu. Denk an die Personen oder Dinge, für die du dankbar bist. Lass sie auf deiner inneren Leinwand vorbeiziehen. Spüre die Dankbarkeit in jeder einzelnen Zelle deines Körpers. Lass sie durch dich hindurchfließen, in deine Arme, deine Beine, deinen Oberkörper, deinen Kopf. Lass sie sich ausdehnen. Bis sie den letzten Winkel deines Körpers erreicht hat.

Bleib in Gedanken bei diesen Bildern von Dingen, für die du dankbar bist. Vielleicht spürst du eine Wärme. Vielleicht fühlt es sich plötzlich leichter an. Unbeschwerter. Lade dich selbst mit dieser Dankbarkeit auf.

Nun? Hat sich etwas in dir verändert? Hast du die Dankbarkeit spüren können? Hat das etwas mit deinem Körper gemacht? Wo waren deine Gedanken? Wenn sich das für dich gut angefühlt hat, dann hat dir diese Übung zeigen können, dass du deinen Körper in einen bestimmten Zustand bringen kannst – du selbst. Durch deine Gedanken, durch deine Gefühle und dadurch, was du dabei in deinem Körper auslöst. Angst wird auf die gleiche Weise aktiviert und das heißt, du kannst jeden anderen Zustand in dir auch »erzeugen«.

Wenn Dankbarkeit für dich kein Zustand ist, mit dem du dich verbinden willst, dann ist es auch mit anderen positiven Zuständen und Gefühlen möglich. Wichtig ist, dass es ein starkes Gefühl ist, zu dem du einen Zugang hast. Das kann zum Beispiel Lebensfreude sein oder eine Hochstimmung, Stolz oder Liebe, eine schöne berührende Erinnerung. Um diese Gefühle zu verstärken, kannst du dich auch dazu bewegen. Fake it till you make it. Wie bewegst du dich in einer Hochstimmung? Wie bewegst du dich, wenn du stolz bist? Tu es einfach. Das hilft deinem Kopf noch besser, in diesen Zustand zu wechseln.

Du kannst es als Trockentraining probieren, wenn du gerade keine Angst hast. Wenn du schon geübter darin bist, kannst du diese Zustände auch in dir erzeugen, wenn sich wieder Angst aufdrängt. Indem du ein starkes, positives Gefühl in dir erzeugst, schwächst du die Angst automatisch ab. Denn du kannst nicht zwei starke Gefühle gleichzeitig haben.

Was noch wichtig ist: Um das Nervensystem langfristig zu stärken, braucht es eine allgemein gute Selbstfürsorge. Schlafe ausreichend, bewege dich (am besten an der frischen Luft), iss und trink genug. Verbringe Zeit mit Menschen, bei denen du so sein kannst, wie du bist, und die gute Gefühle in dir auslösen. Mach Dinge, die sich leicht anfühlen. Sorge für Zeiten ohne Bildschirm, ohne Hektik und ohne Beschallung. Ich nenne diese Punkte hier nur so am Rande – dabei sind sie vielleicht das Essenziellste überhaupt. Wenn du dein Nervensystem stärkst und gut für dich sorgst, dann baust du ein wichtiges Fundament dafür, dass sich Angst und Panik zurückziehen können – weil sich dein Nervensystem wieder selbst zu regulieren lernt.

ERINNERE DICH DARAN

Panikattacken im Job oder in der Ausbildung sind echt fies und herausfordernd. Sie bringen so manchen zum Verzweifeln. Es ist okay, dass es dir so geht. Du kannst lernen, dich Schritt für Schritt aus der Erstarrung zu lösen. Durch sanfte Bewegung kannst du die aufgestaute Anspannung lockern. Bring Dynamik in deinen Körper und signalisiere deinem Kopf, dass ihr in Sicherheit seid.

SAG DIR DAS

»Wenn die Angst mich erstarren lässt, bringe ich Bewegung in die Sache. Wenn die Angst mich verstummen lässt, finde ich wieder zu meinen Worten. Wenn die Angst mich lähmt, werde ich wieder dynamisch. Wenn meine Gefühle wie eingefroren sind, taue ich sie auf. Wenn meine Gedanken feststecken, lasse ich sie wieder flexibel werden. Wenn in meinem Kopf nur Chaos herrscht, dann beginne ich, es zu entwirren.«

VERSUCH ES MAL SO

Leg mal eine Hand auf ein Körperteil, das sich gerade gut oder neutral anfühlt. Das kann ganz unspektakulär sein. Vielleicht dein Arm. Ein Finger. Deine Nase. Dein Ohr. Fühle einfach die Berührung. Werde dabei langsam. Es gibt immer einen Bereich in deinem Körper, der sich gerade angenehm oder neutral anfühlt. Richte darauf deinen Fokus.

#19

Schweißgebadet zwischen Supermarktregalen

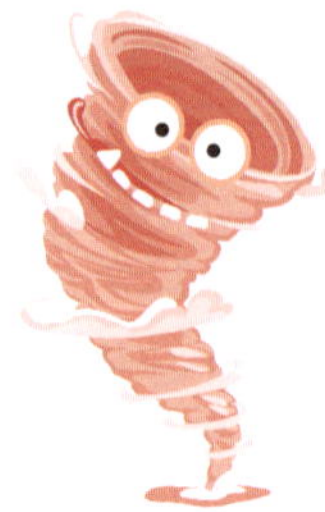

Der Supermarkt und besonders die Schlange vor der Kasse sind für viele Menschen mit Panikattacken angsteinflößend. Lange Gänge, keine schnelle Fluchtmöglichkeit, das Warten an der Kasse zwischen Menschen und Einkaufswagen eingeklemmt, kein Einfluss darauf, wie lange es dauert. Meistens eilen die Betroffenen an den Regalen entlang, um schneller zu sein als der heranbrausende Paniktornado. Sie schmeißen achtlos Lebensmittel in den Einkaufswagen, um nur so schnell wie möglich wieder aus dem Laden zu kommen. Oft taucht die Panik genau in der Situation auf, wenn man mit den Kartoffeln, dem Brokkoli und dem Toilettenpapier beladen ist und zehn Personen in der Schlange bei der Kasse vor einem warten.

Was tun? Die Artikel schnell ins Regal vor den Kassen werfen und rauslaufen? Dann ohne Abendessen und Toilettenpapier auskommen? Durchhalten und mit Panik schweißgebadet da bleiben? Eine sehr unangenehme Situation. Oftmals wechseln Betroffene zwischen diesen zwei Optionen Rauslaufen oder Aushalten oder lassen sich Einkäufe von Angehörigen besorgen, weil sie sich der Situation nicht mehr aussetzen wollen. Doch all diese Varianten sind nicht unser Ziel. Unser Ziel ist es, wieder ganz normal einkaufen gehen zu können.

FRAG DICH MAL DAS

Flüchtest du aus Situationen, in denen dich Panik überkommt? Wenn wir Angst bekommen, setzt der Kampf- oder Fluchtreflex ein. Alles in uns ruft: »Nur weg hier!« Wenn da wirklich Gefahr wäre, wäre das die einzig logische Schlussfolgerung. Da wären wir ja ziemlich doof, wenn wir in der Gefahrenzone bleiben würden. Wie aber können wir diesem Reflex widerstehen, weil wir wissen, dass gar keine Gefahr da ist? Wir schauen uns das gemeinsam an.

VIELLEICHT INTERESSIERT DICH DAS

Es ist ein uralter Instinkt, dass wir flüchten möchten, wenn wir in Gefahr sind. Bei echter Gefahr wirklich sinnvoll. Wenn wir aber aufgrund eines Fehlalarms kopflos aus einer Situation abhauen, in der es gar keine Gefahr gibt, bedeutet das: Wir zeigen der Angst, dass sie recht hat. Unser Gehirn speichert in dem Moment ab: »Aha, da muss es also wirklich gefährlich gewesen sein, darum sind wir geflüchtet. Ich werde in Zukunft noch schneller und intensiver auf solche gefährlichen Situationen reagieren, damit wir noch schneller flüchten können.« Genau das Gegenteil von dem, was wir erreichen wollen. Eigentlich wünschen wir uns, dass unsere Angstzentrale Orte wie den Supermarkt nicht mehr als Bedrohung einstuft.

Es geht also – wieder einmal – darum zu lernen, in diesen Situationen zu bleiben, das Nervensystem herunterzufahren, uns zu beruhigen und somit unserem Gehirn zu signalisieren: »Schau mal, hier ist alles okay. Wir sind nicht in Gefahr. Du musst in Zukunft nicht mehr darauf reagieren.« Glaub mir, ich weiß, wie lange es dauern kann, bis dieser Fluchtreflex nachlässt. Und ich weiß, dass einige Experten sagen, dass man niemals, und zwar wirklich niemals aus einer Situation flüchten soll, weil dann die Angst »gewinnt«. Prinzipiell ist da was dran. Man sollte nicht beim kleinsten Aufflammen der Angst verschwinden. Aber ich habe immer wieder von Menschen gehört, dass sie sich stundenlang durch solche Situationen gequält haben, während das Nervensystem auf maximalem Anschlag war. Sie haben sich selbst verboten, aus der Situation zu gehen, und danach war das Nervensystem noch mehr außer Balance, noch unsicherer, noch dysregulierter. Das ist nicht unser Ziel.

Es geht immer wieder darum, dass dein Nervensystem in die Sicherheit zurückfinden kann. Und wenn du ständig in Situationen bleibst, die dich komplett überwältigen, dann bleibt es im roten Bereich und lernt nicht, dass du sicher bist, sondern, dass die Situation gefährlich ist. Bei ähnlichen Situationen wird es daher mit Alarm reagieren. Gib dir selbst die Erlaubnis, jederzeit aufstehen und gehen zu dürfen. Diese Erlaubnis kann bereits zur Entspannung deines Nervensystems beitragen. Manchmal reicht es schon zu wissen, dass man jederzeit gehen könnte. Auch wenn man es vielleicht nie tut.

Dein Nervensystem »denkt« in so einer Situation, es geht um Leben und Tod. Und wenn wir ihm nun strikt verbieten, die Gefahrenzone zu verlassen, wird es noch mehr Adrenalin produzieren. Die Panikattacke ist vorprogrammiert. Du bist ein erwachsener Mensch und du darfst entscheiden, aus einer Situation zu gehen. Es ist dein freier Wille. Mach dir das bewusst. Du hast immer mehrere Optionen. Du darfst jederzeit alles so machen, dass es sich für dich gut anfühlt. Du kannst noch ein bisschen bleiben und schauen, wie sich die Situation entwickelt. Du darfst aber auch gehen. Dein Leben, deine Entscheidung.

Wenn du schon lange unter Panikattacken leidest und dein Nervensystem dabei enorm in die Höhe schießt, dann mach die Schritte ganz klein. Die größeren Schritte sind zu einem späteren Zeitpunkt wieder möglich, wenn dein Nervensystem schon stabiler ist. Aber wenn du ganz am Beginn der Bewältigung deiner Panikattacken stehst, dann taste dich langsam vor. Wenn das mal heißt, dass du aus einer Situation gehst, die dich völlig überfordert, dann ist das okay. Vielleicht war der Schritt zu groß. Vielleicht hattest du noch zu wenig Übung. Verurteile dich nicht dafür. Morgen kannst du es wieder versuchen.

Eine Sache ist nämlich wichtig: Das Herausgehen aus einer Situation sollte nicht dazu führen, dass du in dieser Situation nie wieder übst. Du weißt ja, wenn dich das Pferd abwirft, solltest du rasch wieder aufsteigen. Kehre in die Situation zurück und versuche es erneut. Versuche es zeitnah wieder. Denn je mehr Zeit du verstreichen lässt, umso mehr verfestigt sich in deinem Nervensystem die Idee, dass du da nicht mehr hingehst, weil es wirklich verdammt gefährlich ist. Nimm dein Nervensystem an die Hand und sag ihm: Schau mal, wir machen das jetzt gemeinsam. Es fühlt sich schlimm an, aber wir schaffen das. Wir nehmen die Gefühle, Gedanken und Körperempfindungen wahr, egal wie grässlich oder bedrohlich sie sind. Schritt für Schritt gehen wir hindurch. Wir atmen und lassen alles zu – auch die Panik. Denn das ist die einzige Möglichkeit, ihr zu zeigen, dass wir keine Angst mehr vor ihr haben. Und in diesem Moment wird sie ihren Griff langsam lockern. Wir spüren, wie die Erstarrung nachlässt. Wie unser Geist, unsere Gedanken wieder klarer werden. Wie sich unsere Muskeln lockern. Und wir fühlen: Wir haben es geschafft. Wir haben sie nicht gewinnen lassen. Weil wir nicht in den Kampf eingestiegen sind. Wir haben sie durch uns hindurchrauschen lassen. Und zwar nicht, weil wir aufgegeben haben, sondern weil wir wissen: Die Angst geht und wir bleiben.

#19 DEIN NEUER WEG: EINE HALTUNG DER SELBSTVERSTÄNDLICHKEIT

Bist du schon einmal mit einer Haltung der absoluten Selbstverständlichkeit in eine Situation gegangen? Als wenn es gar keine Zweifel daran gäbe, dass du das kannst, schaffst und meisterst? Mit straffen Schultern und hoch erhobenem Kopf? Weil dir tausendprozentig klar war, dass du da jetzt reingehst, tust, was zu tun ist, und wieder herauskommst?

Ich habe diese Haltung der Selbstverständlichkeit in einer Phase entwickelt, in der ich immer mit gesenktem Kopf und zweifelnden Gedanken in eine Situation gegangen bin, in der es null Gefahr gab, eben im Supermarkt. Was hat das wohl mit mir gemacht? Die Angst hatte leichtes Spiel und kam gleich mit. Denn zu den Zweifeln passte sie gut, die konnte sie gleich verstärken. Die geduckte Körperhaltung passte ihr auch in den Kram, denn damit spürte ich wenig Selbstbewusstsein und hörte der Angst aufmerksam zu. Ich hatte mir ein Angstverhalten zugelegt. Kopf einziehen, hastig alles erledigen, damit ich nur so schnell wie möglich wieder aus der Situation kann. Daran musste sich etwas ändern! So wie bei dir vielleicht auch. Es musste eine andere Haltung her. Und die entwickeln wir jetzt!

DEINE PRAXIS:

DAS NORMALSTE AUF DER WELT!

Richte deinen Kopf auf, Brust raus und los geht's. Stell dir vor, wie du voller Selbstverständlichkeit in den Supermarkt gehst und mit festem Schritt durch die Gänge spazierst. Das Normalste auf der Welt. Du bleibst so lange an der Brottheke stehen, wie du möchtest. Weil es ja selbstverständlich ist. Du schlenderst durch die Abteilung mit den Shampoos und Duschgels. Völlig selbstverständlich für dich! Du kannst das!

Alle Menschen gehen einkaufen. Und du ab heute auch wieder. Die Angstgedanken können draußen bei den Einkaufswagen warten. Du nimmst ab heute dein Leben wieder in die Hand und machst Dinge, die für dich früher selbstverständlich waren.

Fühl einmal in diese Haltung hinein. Es ist das Normalste auf der Welt, diese Dinge zu tun. Es ist das Normalste auf der Welt, einkaufen zu gehen. Es ist das Normalste auf der Welt, da jetzt reinzugehen. Verbinde dich mit dieser absoluten Klarheit. Mit dieser absoluten Selbstverständlichkeit. Spüre sie in deinem Körper. Du kannst das. Aus. Punkt. Ende. Keine Widerrede. Schon gar nicht von der Panik.

Wenn du diese Haltung zu Hause schon ein bisschen geübt hast, dann kannst du mit ihr rausgehen. Spür es körperlich in dir, was es mit dir macht, wenn du dich mit der Selbstverständlichkeit verbunden hast. Spüre in die Kraft hinein.

Vielleicht musst du dich dann im Supermarkt neu daran erinnern. Natürlich fallen wir gern wieder in unsere alten Muster. Die Selbstverständlichkeit ist deine Wunderwaffe.

GEHEIMTIPP

Sprich mit der Angst, wenn sie auftaucht. Sei ganz klar mit ihr. Sag ihr: »Ich mach das jetzt, weil ich das kann und weil ich das möchte. Ich lasse mir von dir keinen Blödsinn mehr einreden. Ich lasse mir von dir nicht mehr vorschreiben, was ich zu tun und zu lassen habe. Weil ich das ab heute wieder allein entscheide. Ich kann das, ich mach das. Und zwar jetzt. Und sofort. Ich sammle mich, atme tief durch und los geht's!«

ERINNERE DICH DARAN

Die Angst wird dir immer wieder in bestimmten Situationen, in denen die Panik schon mal aufgetaucht ist, einzureden versuchen, dass du besser fliehen solltest. Auch im Supermarkt. Stell dir dann vor, du gehst mit einer absoluten Selbstverständlichkeit einkaufen. Als wenn du nie ein Problem damit gehabt hättest. Körper und Gehirn produzieren dann genau die Botenstoffe, die du für diese Selbstverständlichkeit brauchst. Du wirst eine innere Kraft spüren und die Situation leichter meistern. Du darfst deinem Nervensystem zeigen, wie das geht. Also: Ab heute alles mit Selbstverständlichkeit! Es ist das absolut Normalste auf der Welt. Kein Zweifel!

SAG DIR DAS

»Ich verbinde mich mit meiner Stärke. Ich verbinde mich mit meiner Klarheit. Ich verhalte mich so, als hätte ich noch nie Angst gehabt. Ab heute glaube ich wieder an mich. Je mehr ich an meine Kraft glaube, umso weniger Macht hat die Angst. Umso weniger Macht haben die Zweifel. Umso weniger Macht hat die Unsicherheit. Na, selbstverständlich kann ich das!«

VERSUCH ES MAL SO

Stell dir eine Frage: Was hast du eigentlich zu verlieren, wenn du das jetzt übst? Ja, dabei können diese doofen Gefühle aufkommen. Ja, die sind fies. Doch da gehst du durch. Geh in den Übungsmodus und leg dir eine Strategie zurecht. Nimm dir einen Einkaufswagen, wenn du dich damit sicherer fühlst. Schlendere durch die Gänge, ohne etwas zu kaufen – es ist ja nur eine Übungssequenz. Beim nächsten Mal kaufst du ein Produkt, wenn du an der Kasse schnell drankommst. Du weißt ja: kleine Schritte. Es bringt gar nichts, wenn du dich anfangs überforderst und einen Wocheneinkauf am Samstagmittag mit hundert anderen Menschen machst.

Nicht vergessen: Atme ruhig ein und aus und hol dich immer wieder auf den Boden der Tatsachen zurück. Geh in deine Haltung der Selbstverständlichkeit. Und weißt du, was du dann machst, wenn du die Butter erfolgreich gekauft und ins Auto gebracht hast? Du drehst noch mal eine Runde im Supermarkt. Hört sich doof an? Egal. Du bist im Übungsmodus. Andere Menschen gehen auch noch mal rein, wenn sie etwas vergessen haben. Gewöhne dein Nervensystem an die Situation. Viele Betroffene beschreiben, dass sie beim zweiten Gang durch die Regale am selben Tag schon etwas ruhiger waren. Oft ist der erste Schritt der schwerste. Deshalb Schritt für Schritt. Du schaffst das. Na, selbstverständlich!

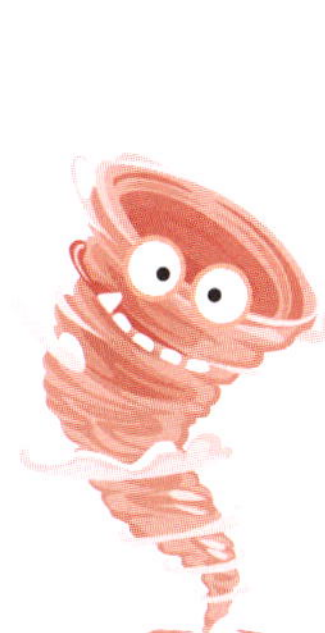

#20

Gefangen in der Menschenmenge

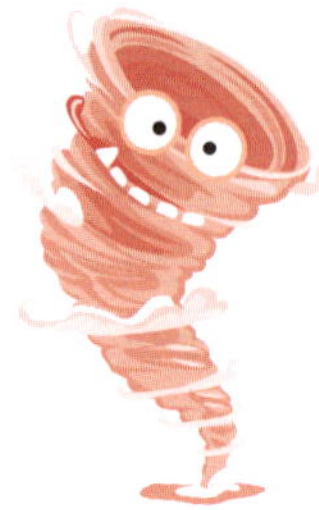

Keine sofortige Fluchtmöglichkeit zu haben, wenn es einem schlecht geht, ist für viele Menschen mit Panikattacken eine Horrorvorstellung. Unsere inneren Bilder, was mit uns in so einer Situation passieren kann, schaukeln die Panik noch weiter auf. Darum halten sich Betroffene nicht gern in Menschenmengen auf, gehen nicht gern auf Konzerte, stehen nicht gern im Trubel, vor allem, wenn der Ausgang nicht zum Greifen nah ist. Wenn sie es versuchen und zum Beispiel auf ein Konzert gehen, dann können sie die Situation ohnehin nicht genießen und hören ständig in sich hinein, was der Körper macht. Eigentlich stellt man sich ein Konzert der Lieblingsband anders vor. Wie gern möchten wir dabei jede Minute ausgelassen auskosten, mitsingen, uns leichtfüßig bewegen und mit einem Strahlen in den Augen nach Hause gehen. Bei vielen sind solche Erfahrungen schon lang her. Jetzt sorgen wir dafür, dass sie wiederkommen.

VIELLEICHT INTERESSIERT DICH DAS

Wenn jemand unter Ängsten in Menschenmassen leidet, kann es sich um eine Agoraphobie handeln. Diese tritt gar nicht so selten zusammen mit Panikattacken auf. Es ist die Angst vor Situationen, aus denen man nicht schnellstmöglich flüchten kann oder in denen man vielleicht keine Hilfe bekommt, wenn die Panik wach wird. Man nennt diese Angst auch Platzangst – in dem Sinne, dass die Betroffenen Angst vor bestimmten Orten haben, vor weiten Plätzen, Menschenansammlungen, geschlossenen öffentlichen Räumen, Warteschlangen, öffentlichen Verkehrsmitteln und so weiter. Sie denken, dass es peinlich werden könnte, wenn sie in einer dieser Situationen die Kontrolle über sich verlieren, ohnmächtig werden und hilflos liegen bleiben.

Gehen sie in eine solche angstbesetzte Situation, können Schweißausbrüche, Übelkeit, Atemnot, Durchfall, Herzrasen oder Schwindelgefühle auftreten. Die Folge ist, dass Orte und Ereignisse, bei denen es vermeintlich keine Fluchtmöglichkeit gibt, vermieden oder nur unter starken Panikzuständen ausgehalten werden. Die Betroffenen denken Fluchtwege akribisch genau durch und eruieren, wo es in der Nähe ein Krankenhaus gibt und sie schnell Hilfe bekommen. Bestimmte Orte können nur noch mit Begleitpersonen aufgesucht werden.

Die Rolle des Nervensystems

Schauen wir uns das nun mal von der Seite des Nervensystems aus an: Wenn wir unter Panikattacken in bestimmten Situationen leiden, sind wir immer dann aufgeregt, wenn wir uns in eine bestimmte Lage außer Haus begeben müssen. Das Nervensystem springt auf Orange und ist in Alarmbereitschaft. Je näher so ein Termin kommt, umso höher steigt die Aufregung. Die Situation und wie schlimm sie sich anfühlen kann, wird immer wieder durchgedacht. Obwohl der Arzttermin erst in drei Tagen ansteht, liegen wir jeden Abend schweißgebadet im Bett. Obwohl wir uns erst in zwei Monaten zum Sommerurlaub aufmachen, rast das Herz jetzt schon beim Gedanken an die Autofahrt. Obwohl der Mädelsabend erst für das Wochenende geplant ist, schwitzen uns jetzt schon die Hände. Alles in uns schlägt Alarm.

Was dein Körper und deine Angstzentrale (noch) nicht wissen: Du bist gar nicht in Gefahr. Und das darfst du ihnen, wieder und wieder, liebevoll und geduldig, beibringen. Legen wir los.

#20 DEIN NEUER WEG: BEGIB DICH INNERLICH AN EINEN SICHEREN ORT

Viele Menschen wissen schon gar nicht mehr, wie sich das Gefühl von Sicherheit anfühlt. Innere Ruhe und Geborgenheit sind Fremdwörter für sie. Oft haben sie versucht, sich auf der Gedankenebene einzureden, dass sie in Sicherheit sind. Haben es mit rationalen Erklärungen probiert. Wollten der Angst die Angst ausreden. Mit wenig Erfolg. Weil wir uns das in den fraglichen Momenten selbst nicht glauben. Das Gefühl ist zu stark und übertrumpft die Vernunft. Denn die Situation fühlt sich ja nach wie vor bedrohlich an. Wie soll ein bloßer Gedanke an Sicherheit da helfen? Wir dürfen lernen, uns sicher zu fühlen. Aber wie?

Vielleicht hast du schon einmal vom »sicheren Ort« in deinem Inneren gehört. Das ist eine Methode aus der Traumatherapie. Vereinfacht gesagt geht es darum, dass wir uns vorstellen, an einem sicheren Ort zu sein, wenn Angst oder Panik auftauchen. Wir nutzen dafür unsere Vorstellungskraft und unsere inneren Bilder. Du kannst dir vorab so einen sicheren Ort kreieren und »dort hingehen«, wenn es schwierig wird. Je öfter du dich gedanklich und gefühlsmäßig an diesen Ort begibst, umso schneller kannst du dich mit dem Gefühl von Sicherheit und Geborgenheit verbinden. Wenn du magst, dann gestalten wir diesen sicheren Ort für dich jetzt gemeinsam.

DEINE PRAXIS:

DER SICHERE ORT

Such dir einen ruhigen Platz, an dem du dich wohlfühlst. Du kannst die Übung im Sitzen oder im Liegen machen. Du kannst deine Augen schließen oder deinen Blick auf einen Punkt in der Ferne richten. Es soll sich für dich angenehm anfühlen.

Und nun entwickle ein inneres Bild von einem Ort, an dem du dich absolut sicher, wohl und geborgen fühlst. Das kann ein schönes Zimmer sein, ein Platz in der Natur oder ganz etwas anderes. Lass die Bilder einfach in dir auftauchen und den Ort entstehen. Erkunde, wie es dort aussieht. Was nimmst du wahr? Wie riecht es? Welche Farben erkennst du? Wie hell ist dieser Ort und wie warm? Was kannst du hören? Was brauchst du, um dich dort wohlzufühlen? Möchtest du den Ort irgendwie einrichten? Brauchst du etwas Gemütliches, auf dem du sitzen kannst? Oder setzt du dich ins dichte, weiche Gras? Du kannst alles, was du brauchst, an diesem Ort hervorrufen. Wenn dir etwas nicht gefällt, dann kannst du es verändern.

Prüfe immer wieder, ob das, was du siehst, angenehm für dich ist. Nimm dir Zeit, diesen Ort in deinen inneren Bildern auszuschmücken. Schau dich immer wieder um und frag dich, ob noch etwas fehlt, damit du dich sicher fühlen kannst. Nimm dir alle Zeit, die du benötigst. Und bleib so lange beim inneren Kreieren, bis du das Gefühl hast: Jetzt ist es ganz stimmig. Jetzt fühle ich mich sicher.

Wenn du spüren kannst, dass du dich wohlfühlst an deinem sicheren Ort, dann vereinbare mit dir eine Körpergeste oder ein Wort, das dich an diesen Ort bringt. Diese kleine Geste kannst du in Zukunft ausführen oder an das Wort denken und das hilft dir dabei, dass du diesen Ort ganz schnell in deiner Vorstellung hervorrufen kannst. Welches Wort könnte das sein? Welche Körpergeste könnte das sein? Was passt zu deinem sicheren Ort? Vielleicht ist es das Wort »sicher« oder »Anker« oder »Oase«. Es sollte ein gutes Gefühl in dir auslösen. Oder du möchtest eine Geste als Verbindung zu deinem sicheren Ort verwenden: Du kannst deine rechte Hand auf dein Herz legen oder mit deinem Zeigefinger den Daumen berühren. Das kannst du jetzt gleich einmal versuchen. Führe die Körpergeste aus oder sag dir innerlich das Wort, während du dir deinen sicheren Ort vergegenwärtigst. Diesmal legst du selbst zwei Dinge, die du verknüpfen möchtest, in die gleiche Schublade: die Vorstellung von deinem inneren Ort und deine Geste oder dein Wort.

Um die Übung zu beenden, bring deine Aufmerksamkeit ins Hier und Jetzt, atme ein und aus, öffne die Augen, wenn du sie geschlossen hattest, und orientiere dich im Raum. Du kannst diese Übung von Zeit zu Zeit wiederholen. Auch im Alltag. Sie kann dich in deine Sicherheit zurückbringen und mit diesem Gefühl verbinden.

GEHEIMTIPP

Wenn sich im Alltag ein kleiner Hinweis von innerer Ruhe, Geborgenheit oder Sicherheit zeigt, dann nimm das ganz bewusst wahr. Das kann ein Moment sein, wenn du dich sehr wohl fühlst. Ein gutes Körpergefühl. Eine Situation, wenn du dich geborgen fühlst, auch mit einem anderen Menschen. Damit zeigst du deinem Gehirn: Schau mal, so fühlt sich das an. Du kannst ihm und deinem Körper auf diese Weise innere Ruhe und Sicherheit wieder beibringen. Denn es ist erwiesen, dass wir unser Gehirn trainieren können: Zustände, die wir immer wieder hervorrufen, kann es bald selbst leichter aktivieren. Sieh es also als Training an. Du trainierst dein Gehirn ab heute in den Fächern Geborgenheit und Sicherheit. Vielleicht fühlt sich für dich auch ein anderer Begriff stimmiger an: möglicherweise Gelassenheit oder Leichtigkeit.

Immer, wenn du solch einen Zustand spürst oder selbst hervorgerufen hast, dann halte inne. Nimm ihn wahr. Du kannst dazu auch eine Hand auf dein Herz oder deinen Bauch legen und dir sagen: »So fühlt sich Sicherheit an.« Oder: »Ich bin in Sicherheit.« Speichere es innerlich ab und bring deinem Gehirn dadurch bei, in welche Richtung es sich bewegen soll.

Und wenn du dich wieder einmal in einer Situation befindest, die dir Angst macht, zum Beispiel in einer Menschenmenge, dann fühle in die Geborgenheit deines sicheren Ortes hinein. Führe dich selbst und deine Gedanken dorthin. Nimm deinen Körper mit in Sicherheit. Wenn du durch innere Schreckensbilder Panik erzeugen kannst, dann kannst du durch deinen inneren sicheren Ort Sicherheit erzeugen. Du darfst deinem Nervensystem beibringen, dass du in Sicherheit bist. Das mag sich zu Beginn nur wie ein kleiner Anflug anfühlen. Doch mach dieses Gefühl größer. Lass es sich ausdehnen. Je weiter du dich in dieses Gefühl, in diesen Zustand, in diese Haltung hineinbewegst, umso umfassender wird es dich erfüllen. Du kannst Sicherheit in dir erzeugen.

FRAG DICH MAL DAS

Wo und wann fühle ich mich sicher? Welche Orte sind das? Welche Momente? Mit welchen Menschen? Was kann ich tun, um mir selbst Geborgenheit zu schenken? Führe solche Situationen immer wieder herbei. Wenn dein Nervensystem viel im roten Bereich unterwegs war, kennt es die grünen Zonen nicht mehr so gut. Suche sie deshalb bewusst auf, fühle in sie hinein und genieße, wie schön es sich dort anfühlt. Lächle. Entspanne. Dein Nervensystem lernt in diesen Momenten wieder, wie sich Sicherheit und Geborgenheit anfühlen.

ERINNERE DICH DARAN

Situationen, in denen viel los ist, in denen sich viele Menschen tummeln, in denen es laut und eng ist, können sich für unser Nervensystem unsicher anfühlen. Es muss viele Eindrücke auf einmal verarbeiten und ist aber eigentlich intensiv mit sich selbst beschäftigt. Das kann überfordern. Geh deshalb Schritt für Schritt voran. Bring deinem Nervensystem zuerst wieder Sicherheit bei, bevor du dich angstmachenden Situationen näherst. Nimm es an die Hand, wenn es falsch abgebogen ist, und zeige ihm den Weg zurück.

SAG DIR DAS

»Ich bin in Sicherheit. Ich bin immer beschützt. Auch durch mich selbst. Wenn mein Kopf und mein Körper die Fähigkeit haben, das Nervensystem hochzufahren, habe ich die Fähigkeit, das wieder rückgängig zu machen. Ich vertraue mir. Ich lege eine Hand auf mein Herz und fühle mich sicher. Auch in mir gibt es einen sicheren Ort. Ich bin für mich da.«

VERSUCH ES MAL SO

Wenn du die Situation »Menschenmenge« üben möchtest, fang ganz klein an. Stell dich bei einem Jahrmarkt, einem Konzert oder einer anderen Menschenansammlung an den Rand und beobachte nur, was dort passiert. Wenn dein Nervensystem reagiert, nimm das nur wahr. Es springt auf bestimmte Bedingungen an. Bring wieder Ruhe in die Situation. Atme ruhig.

Spüre deine Füße, die fest auf dem Boden stehen. Erinnere dich, dass es einfach deine Angstzentrale ist, die sich hier unsicher fühlt. Aber du weißt es ja jetzt besser. Du bist nicht in Gefahr. Du kannst also bleiben und einfach mal beobachten.

Vielleicht spürst du mit etwas Übung auch schon, dass du dich ein bisschen sicherer fühlst. Vielleicht auch noch nicht. Alles gut. Wenn sich dein Nervensystem an die Situation gewöhnt hat und ein bisschen entspannter ist, dann wage den nächsten Schritt und geh ein Stückchen nach vorn in die Menge hinein. Sei dir deines inneren sicheren Ortes bewusst, deiner Sicherheit in dir. Verbinde dich immer wieder damit. Vertraue dir und glaub an dich.

Wichtig ist, dass du dich um dein Nervensystem kümmerst, wenn es hochfährt. Drück es nicht weg. Nimm es wahr und nutze eine Beruhigungstechnik wie beispielsweise das lange Ausatmen. Zeig ihm, wie es sich in so einer Situation fühlen kann. Und vielleicht gelingt es ihm in manchen Momenten auch schon und du spürst, dass es etwas leichter wird. Nimm auch das wahr. Du hast Einfluss.

Wenn du ein bisschen Sicherheit gespürt hast, dann kannst du aus der Situation wieder herausgehen. Für heute ist es genug. Sei stolz auf dich. Und morgen versuchst du es wieder. Bleib dran. Schritt für Schritt in die Sicherheit zurück.

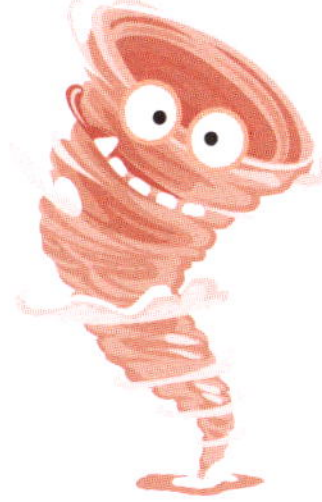

#21

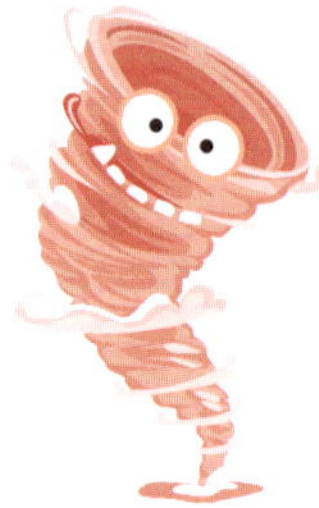

Panikausbruch beim Flugzeug-Boarding

Das Flugzeug ist für viele Menschen mit Ängsten und Panikattacken der absolute Endgegner. Keine Kontrolle. Nicht weg können. Abhängig sein von vielen Faktoren, die nicht im eigenen Einflussbereich liegen. Auf engem Raum mit vielen anderen sein. Sitzen bleiben müssen, wenn das Anschnallzeichen aufleuchtet. Logisch, dass unserem Nervensystem das nicht unbedingt gefällt – zumindest so lange nicht, wie es noch nicht so einfach in die Ruhe zurückwechseln kann. Solange es sich noch nicht gut herunterregulieren kann.

Um dein Nervensystem nicht übermäßig zu strapazieren, möchte ich dir raten, vorerst gut daran zu arbeiten und dir Tools zuzulegen, die du in einer angstbesetzten Situation anwenden kannst. Du solltest sie geübt haben, bevor du in ein Flugzeug steigst. Je enger ein Raum, eine Situation, ein Gedanke wird, umso mehr Druck baut sich auf. Und Druck bedeutet, dass Panik auftauchen kann. Angst engt nicht zuletzt den Blick ein. Auch darum vermeiden wir viele Situationen, in denen so eine Enge auftreten kann – wie im Flugzeug. Wie aber können wir lernen, dieser Enge zu begegnen?

#21 DEIN NEUER WEG: NIMM DIR RAUM

Viele Menschen beschreiben, dass sie eine Art Tunnelblick bekommen, wenn die Panikattacke anrauscht. Die Welt schrumpft auf einen einzigen Punkt. Eigentlich ist auch das wieder eine sinnvolle Funktion, weil wir uns natürlich nur auf die Gefahr fokussieren sollten, wenn es eine gibt. Wir sollten uns dann nicht mit irgendwelchen unwichtigen Dingen beschäftigen. Das Doofe ist nur, dass der Tunnelblick auch einsetzt, wenn gar keine Gefahr da ist. Wenn wir starke Angst haben, können wir nicht mehr nach links und rechts sehen. Der Blick ist wie festgefahren auf das Angstthema. Diese Enge wirkt sich wiederum bedrückend auf uns aus und hält die Angst aufrecht.

Darum dürfen wir Weite in uns erzeugen. In uns selbst. Auch wenn der äußerliche Raum, auch wenn eine Situation, auch wenn ein Gedanke beengend ist, kannst du in dir, in deiner Gefühlswelt, in deinem Kopf, in deinem Körper eine Weite erschaffen, die sich befreiend anfühlt. Ideal, wenn im Flugzeug Panikattacken anrollen (könnten).

Probier es einmal aus: Nimm dir ein bisschen Zeit und such dir einen bequemen Platz. Atme ruhig durch die Nase ein und lange durch den Mund wieder aus. Richte deinen Blick in die Ferne oder lass ihn ganz entspannt umherschweifen. Nimm einfach den Raum wahr und erlebe, wie er sich vergrößert, um dich herum und in dir. Schaffe Weite in dir, indem du loslässt. Schaffe Freiraum in dir, indem du dich öffnest. Indem du alles in dir ganz locker werden lässt. Indem du alles weit werden lässt.

Lass deine Gedanken weiter werden. Gib deinen Gefühlen Raum. Lass sie sich ausdehnen, so weit sie möchten. Alles hat Platz. Alle Gedanken haben Platz. Alle Gefühle haben Platz. Alle Empfindungen haben ausreichend Platz. Du hast als Ganzes Platz. Niemand muss um Raum kämpfen. Es ist genügend Weite da.

Atme noch einmal ruhig durch die Nase ein und lange durch den Mund wieder aus. Fühle in diese endlose Weite hinein. Gib allen Gefühlen, allen Gedanken und allen Empfindungen, die sich zeigen, noch mehr Raum. Lass sie sich ausdehnen. Gib ihnen den Platz, der ohnehin da ist. Zeig ihnen die Weite. Und spüre in diese Weite hinein. Mach alles in dir weit und frei. Du kannst einen unbegrenzten Raum in dir und um dich herum entstehen lassen, in dem alles fließen kann. In dem alles seinen Platz hat. In dem alles da sein kann. Diese Weite kannst du erzeugen. Und das ist deine große Macht. Es ist für alles Platz. Es ist für alles Raum. Es ist genügend Weite da. Erschaffe du den Raum.

GEHEIMTIPP

Für manche Menschen ist es einfacher, wenn sie ein inneres Bild haben, während sie diese Weite erzeugen. Du kannst dir beispielsweise eine weite Landschaft vorstellen, in der du in die endlose Ferne blickst. Du kannst dir das Meer vorstellen und bis zum Horizont über das Wasser schauen. Vielleicht eine Wiese mit unzähligen bunten Blumen, die sich endlos vor dir erstreckt. Experimentiere ein bisschen und finde heraus, was sich für dich gut anfühlt. Es ist immer genug Raum da, egal wie groß der physische Platz um dich herum gerade ist. Du erzeugst den Raum für dich.

DEINE PRAXIS:
KONTROLLE GEWINNEN

Und wie kannst du dich nun Schritt für Schritt wieder ans Fliegen heranwagen? Viele Menschen empfinden dabei das Gefühl von Kontrollverlust und fühlen sich der Situation ausgeliefert. Weißt du, wie man dem am besten entgegenwirkt? Indem man die Dinge in die Hand nimmt. Und nein, wir buchen nicht den nächstbesten Flug, stürzen ins Cockpit und reißen das Steuer an uns. Stattdessen treffen wir Entscheidungen, schauen hin und kümmern uns um unsere Gefühle und unseren Körper, wenn er aufgeregt ist. Wir nutzen Tools, die uns helfen, achten auf unsere Gedanken, die da wild herumtanzen und erinnern uns an das, was wir gelernt haben. Wir holen uns immer wieder auf den Boden der Realität zurück. Wir beruhigen uns, wenn es nötig ist. Wir nehmen unser Leben wieder in die Hand. Das bedeutet nicht, dass wir nie wieder Panik haben, aber wir sind stark genug, um ihr zu begegnen, wenn sie kommt.

Wenn du dir gerade denkst: Wie soll ich denn jemals wieder so eine Haltung an den Tag legen können?, dann verstehe ich dich. In meinem Leben war das auch lange so. Aber mach dir nochmals alles bewusst, was du bereits über Angst und Panik gelernt hast. Panik ist Aufregung im Nervensystem. Das fühlt sich verdammt unangenehm an, es kann dir aber nichts passieren. Du kennst jetzt viele Tools für den Umgang mit Panikattacken und hast vielleicht auch schon einige angewendet. Du kannst dein Nervensystem über deinen Atem herunterfahren. Du kannst deinen Körper miteinbeziehen und ihm Sicherheit und Geborgenheit vermitteln. Du kannst deine Gedanken unter die Lupe nehmen und musst nicht mehr jedes Mal mit ins Panikkarussell einsteigen. Und ich weiß, das braucht richtig viel Übung. Aber du kennst jetzt den Weg. Schritt für Schritt kannst du ihn gehen. Schritt für Schritt holst du dir dein Leben zurück.

Und wenn du es dann wagst, dich in ein Flugzeug zu setzen, dann hast du deinen ganzen imaginären Ressourcen-Rucksack mit dabei. Du kannst etwas tun, auch in dieser außergewöhnlichen Situation. Du kannst dein Nervensystem auch zehn Kilometer über der Erde in der Luft beruhigen. Du kannst eine Atemtechnik auch auf einem Flugzeugsitz ausführen. Du kannst deinen inneren sicheren Ort auch in einem Flugzeug aufsuchen und dir Sicherheit geben.

Verbinde dich am besten jetzt gleich mit diesem Gefühl. Mit deiner Kraft. Mit allem, was du schon überwunden hast und was dich stärker gemacht hat. Mit allem, wo du durchgegangen bist und wo die Angst nicht recht hatte. Mit dem mutigsten Teil in dir. Lass diesen Teil größer und größer werden. Verbinde dich mit deinem Tatendrang. Du bist der Boss. Du sagst, wo es langgeht. Du triffst ab heute wieder die Entscheidungen. Du machst dein Leben nicht mehr von einem Gefühl abhängig, das sich so gern in alles einmischt. Du nimmst die Situation wieder in die Hand. Jetzt. Du kannst immer etwas tun. Immer.

FRAG DICH MAL DAS

Um die Situation in die Hand zu nehmen, mach dir unbedingt einen Plan: Was brauchst du, damit es dir prinzipiell auf dem Flug gut geht? Was möchtest du anziehen? Wo möchtest du sitzen? Lieber am Gang, um dir öfters die Füße zu vertreten? Oder am Fenster, um hinauszuschauen? Wer soll mit dir reisen? Mit wem fühlst du dich sicher? Was kann ein Mitreisender tun, wenn es dir nicht gut geht?

Möchtest du das Flugpersonal vorab über deine Angst informieren? Diese Menschen haben viel Erfahrung mit dem Thema und stehen dir zur Seite. Wie kannst du deine Zeit im Flugzeug gut verbringen? Hast du ein Hörbuch oder ein Audio, das dich beruhigt? Kennst du die Progressive Muskelrelaxation? Das ist eine Methode, bei der du einzelne Körperpartien bewusst anspannst und dann locker lässt. Soll es ein Flug gleich morgens sein? Oder lieber mittags?

Stecke solche Dinge gut für dich ab. Es soll sich für dich gut anfühlen. Und eine detaillierte Vorbereitung gibt Sicherheit.

VIELLEICHT INTERESSIERT DICH DAS

Auf fast allen größeren Flughäfen kann man Flugangst-Seminare besuchen. Deren Ziel ist, einen Übungsflug zu absolvieren. Manchmal werden diese in einem Simulator abgehalten oder es gibt einen realen kurzen Flug. Während der ganzen Zeit werden die Teilnehmer betreut. Es gibt Informationen zum Thema Flugzeug und Fliegen. Man lernt Methoden, um mit der Angst vor dem Fliegen gut umgehen zu können. Für Menschen mit Ängsten im Flugzeug kann dies eine hilfreiche Unterstützung sein, um sich dem Thema zu nähern.

Wichtig: Flugangst und Angst vor Panikattacken im Flugzeug können zwar miteinander verbunden sein, sind aber nicht dasselbe. Menschen mit Flugangst haben zum Beispiel Angst vor dem Fliegen an sich, vor Flugzeugen, vor Turbulenzen, vor dem Start oder dem Landen. Panikattacken können bei Flugangst auftreten, da die Flugsituation in Betroffenen eine starke Angst auslösen kann. Menschen mit Panikattacken haben häufig Angst vor einer solchen im Flugzeug, müssen aber nicht zwangsläufig Flugangst haben.

ERINNERE DICH DARAN

Panikzustände engen uns ein. Dieses Empfinden bedrängt uns und macht die Angst größer. Wenn du das Gefühl von Enge bekommst, dann richte deinen Blick leicht nach oben und erschaffe Weite. In dir und um dich herum. Dehne den Raum aus. Mach alles weit und weiter. So findet alles wieder ganz gemütlich Platz. So wird alles in dir wieder flexibel. Wenn die Angst Enge erzeugt, erzeuge du Weite.

SAG DIR DAS

»Ich bestimme den Raum. Ich nehme mir meinen Raum. Ich öffne den Raum. Ich spüre Weite in mir. Ich bin weiter als die Angst. Ich bin mehr als der enge Moment.«

VERSUCH ES MAL SO

Und wenn du das Gefühl hast, dass du nie wieder in ein Flugzeug steigen willst? Dann ist das völlig okay. Wer schreibt dir vor, dass du das musst? Du selbst? Gib dir die Erlaubnis, Dinge nicht zu tun, die dir Druck machen. Vielleicht ist noch nicht der richtige Zeitpunkt gekommen. Du musst gar nichts. Und schon gar nicht musst du dich zu etwas zwingen, ohne das man im Leben ganz leicht auskommt.

Wenn du mir sagst, du möchtest nie wieder in einen Supermarkt gehen, würde ich dir einen kleinen, liebevollen Schubser in diese Richtung geben. Wenn du nie wieder in ein Flugzeug steigen willst, nie wieder auf ein Konzert mit 100 000 Menschen gehen oder nie wieder in eine Achterbahn mit 150 Stundenkilometern klettern willst, würde ich dir sagen: Ich finde, man kann ein gutes Leben ohne diese Dinge haben. Das bedeutet nicht, dass du jetzt Ausreden fürs Autofahren, fürs Kino oder fürs Restaurant finden sollst. Ich weiß, dass man das ganz schnell macht. Ich selbst habe unzählige Ausreden (für mich) erfunden, warum ich nie wieder eine Freundin treffen will, nie wieder ins Restaurant gehen will und nie wieder einen Arzt besuchen muss. Ehrlicherweise habe ich einfach vermieden.

Also frag dich: Brauche ich diese Sache wirklich nicht in meinem Leben oder vermeide ich etwas, das ich insgeheim schon tun möchte? Wenn deine Antwort Ersteres ist, dann sei dir bewusst, dass sich diese Meinung vielleicht wieder ändern kann, wenn dein Nervensystem stabiler ist. Und wenn deine Antwort Zweiteres ist, dann weißt du, was zu tun ist. Mit diesem Buch hast du eine Anleitung dafür. Los geht's. Wir schaffen das.

Resümee: Den Alltag wieder leben – und genießen – können

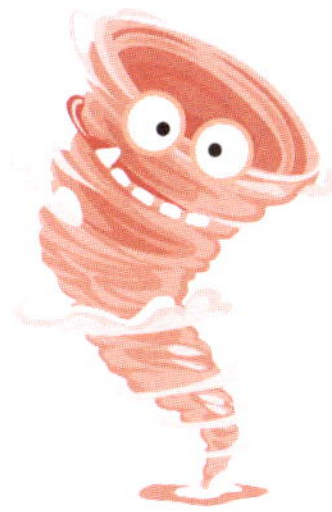

Bestimmte Situationen, die für Menschen ohne Panik völlig harmlos sind, können für Betroffene von Panikattacken eine enorme Herausforderung sein. Darum ist es für sie oft auch so schwer zu beschreiben, was mit ihnen los ist. Warum klappt der stinknormale Frisörbesuch, der die letzten zwanzig Jahre reibungslos funktioniert hat, plötzlich nicht mehr? Warum ist ein Essengehen im Restaurant plötzlich nur mehr schweißgebadet möglich? Warum kann man nicht mehr, ohne groß nachzudenken, im Supermarkt um die Ecke Butter holen? Solche Fragen fressen die Betroffenen fast auf. Schließlich fielen ihnen diese Dinge früher total leicht. Und heute geht so etwas nicht mehr. Das schränkt ein. Das zermürbt. Das macht hoffnungslos. Oft fühlen sich diese Menschen auch ausgeschlossen, weil ein Treffen mit Freunden in bestimmten Situationen einfach nicht mehr möglich ist. Angst macht einsam.

Aber das muss nicht so bleiben. In kleinen Schritten können wir uns unsere Handlungsfähigkeit zurückholen. In kleinen Schritten können wir uns auf den Weg machen und unser Nervensystem wieder an Situationen gewöhnen, die ihm heute noch Angst machen. In kleinen Schritten können wir uns unser Gefühl von Sicherheit in den Körper zurückholen. Wir können uns unser Leben zurückerobern. Du wirst erstaunt sein, was du alles schaffen kannst, wenn du jeden Tag nur einen kleinen Schritt machst. Denn auch mit vielen kleinen Schritten kannst du dein Ziel erreichen. Dein Nervensystem, das in den letzten Monaten oder Jahren sehr gebeutelt wurde, braucht diese kleinen Schritte. Wende dich ihm liebevoll zu. Mach eine Pause, wenn du einen zu großen Schritt gesetzt hast. Aber dann steh wieder auf und mach weiter. Schritt für Schritt. Bis du dein Leben zurück hast.

Wir schaffen das. Aber sowas von!

Und jetzt: Mit Ruhe weitergehen

Danke, dass du bis hierhin dabei warst. Du hast dich in diesem Buch mit deinem Nervensystem auseinandergesetzt. Du hast die körperlichen Reaktionen bei Angst und Panik besser kennengelernt. Du hast erfahren, wie du mit diesen tornadoartigen Gefühlen umgehen kannst. Du hast Methoden an die Hand bekommen, wie du aufwühlende Gedanken weiterziehen lassen kannst. Mittlerweile kannst du vielleicht sogar schon bewusst in eine neue Haltung der Angst und Panik gegenüber schlüpfen. Und das ist deine große Macht.

Zu Beginn der Angstbewältigung wird da Angst sein. Vielleicht sogar etwas mehr, als wenn du vieles vermeidest und dich ablenkst. Deine Macht liegt darin, dass du ihr jetzt anders gegenübertreten kannst. Gestärkt. Mit hoch erhobenem Kopf. Mit deiner ganzen Kraft. Aber auch liebevoll und annehmend. Du weißt jetzt, dass ein Kampf gegen die Panik zwecklos ist. Und dass du andere Methoden nutzen kannst, um dein Leben zurückzubekommen. Du kannst lernen, in deiner inneren Ruhe zu bleiben. Denn die ist immer da, auch wenn du sie manchmal nicht spürst, weil der Tornado so viel Raum einnimmt. Zeig ihm den Ausgang, indem du immer wieder in deine innere Ruhe zurückkommst. Dann zieht er von selbst weiter. Und irgendwann ist in dir wieder so viel Balance, dass dein Körper gar keine Panikattacke mehr auslösen muss.

Das geht. Glaub mir. Und glaub an dich. Du schaffst das.
Sei du an deiner Seite. Sei du für dich da.
Gib dir Sicherheit. Lerne, dich zu regulieren.
Bring Ruhe in deinen Körper.
Wende dich schrittweise deinen Gefühlen zu.
Vertraue dir.
Du wirst mehr schaffen, als du dir jetzt vorstellen kannst.
Wir schaffen das.

Deine Klara

Fragen, die du dir vielleicht noch stellst

Wo finde ich Hilfe, wenn ich unter Panikattacken leide?

Du musst und sollst da nicht allein durchgehen. Kümmere dich um Unterstützung, wenn es dir nicht gut geht. Wenn du deinem Hausarzt oder deiner Hausärztin vertraust, kann dies eine gute erste Anlaufstelle sein, um die Thematik zu besprechen und weitere Schritte zu planen. Ärzte haben oft ein gutes Netzwerk und können Beratungsstellen oder Anlaufstellen für Psychotherapie empfehlen. Eine ärztliche Untersuchung sollte stattfinden, um mögliche körperliche Ursachen ausschließen zu können. Außerdem kannst du dich selbst im Internet auf die Suche nach einem Psychotherapie-Platz machen oder in deinem Umfeld nach Empfehlungen fragen. Es gibt kostenfreie und kostenpflichtige Plätze. Für die kostenfreien Möglichkeiten ist die Wartezeit oft wesentlich länger.

Leider lässt sich mit der Angst der Menschen auch viel Geld verdienen – achte deshalb gut auf die Seriosität des Angebots und darauf, dass die Person, bei der du Hilfe suchst, eine fundierte therapeutische oder psychologische Ausbildung hat.

Ist medikamentöse Unterstützung sinnvoll?

Je nach der Schwere der Symptomatik können Psychopharmaka eingesetzt werden. Dies ist eine sehr persönliche Entscheidung und sollte immer in enger Absprache mit einem Facharzt oder einer Fachärztin für Psychiatrie besprochen werden.

Was können die Ursachen von Panikattacken sein?

Bei der Entstehung von Panikattacken können mehrere Faktoren zusammenspielen. Einerseits gibt es biologische Ursachen wie die genetische Veranlagung und eine familiäre Häufung von Angststörungen. Außerdem lernen Kinder am Modell der Eltern. Es kann also sein, dass wir mit Angst auf bestimmte Situationen reagieren, weil das bereits unsere Eltern so gemacht haben und wir sie »unbewusst kopieren«.

Eine wichtige Rolle bei den Ursachen spielt natürlich unser Nervensystem. Durch Stress, Trauma, langandauernde Überforderung und schwere Lebenskrisen kann es dysreguliert werden. Es verliert die Fähigkeit, flexibel auf Anforderungen des Alltags zu reagieren. Der Körper schlägt dann übermäßig oft Alarm, produziert zu häufig Adrenalin und wir haben Angst in Situationen, in denen wir eigentlich in Sicherheit sind. Das Nervensystem reagiert also über. Oftmals tritt die erste Panikattacke auf, nachdem eine längere stressige Phase vorbei ist, weshalb viele Betroffene keinen Zusammenhang zu dieser Zeit herstellen und sich nicht erklären können, woher die Panikattacke kommt. Darum ist es auch immer wichtig, sich die Wochen und Monate vor der ersten Attacke anzusehen.

Angst und Panik wird auch durch bestimmte Erfahrungen »gelernt«, wie ich in den Kapiteln dieses Buches mehrfach gezeigt habe. Wenn wir in einer Situation eine Panikattacke hatten, fürchten wir deren Wiederholung. Das führt zu einem Teufelskreis: Wir haben Angst vor der Angst, sind dauernd in Alarmbereitschaft und das kann wieder eine Panikattacke auslösen oder verstärken. Wir hören andauernd in uns hinein und reagieren immer sensibler auf die kleinsten körperlichen Veränderungen. Dies verstärkt die Angstgedanken, die wiederum die Angstgefühle verstärken, und dann reagiert auch der Körper aufgewühlt darauf. Der Panikkreislauf ist in Fahrt gekommen.

Psychologische Faktoren wie ein hoher innerer Leistungsdruck, ein sensibles Nervensystem und ein hoher Anspruch an sich selbst können auch Punkte sein, die dazu führen, dass Menschen leichter an einer Panikstörung erkranken.

Wie lange dauert die Bewältigung von Panikattacken?

Das ist individuell unterschiedlich und hängt unter anderem davon ab, wie schwer die Symptomatik ist, seit wann sie besteht, ob noch andere psychische Erkrankungen oder Belastungen eine Rolle spielen und in welcher Form man an der Bewältigung arbeitet. Ich hatte eine ziemlich schwere Panikstörung und konnte das Haus kaum noch verlassen. Mit den richtigen Tools (die ich jahrelang gesucht habe), viel Übung und intensiver Arbeit an mir selbst spürte ich schon nach einigen Wochen die erste Erleichterung. Um hier aber bei der Wahrheit zu bleiben: Es dauerte noch viele Monate und ich musste wirklich viel üben, bis sich mein Nervensystem in den fraglichen Situationen sicherer fühlte. Denn ich hatte komplett das Vertrauen in meinen Körper verloren und war 24/7 in Alarmbereitschaft. Und sogar einige Zeit, nachdem ich die Panikattacken schon überwunden hatte, flammte immer wieder ein Gefühl der Unsicherheit oder eine altbekannte Körperreaktion auf, wenn ich mich in Situationen begab, in denen ich früher massive Panikattacken hatte. Es ist also ganz normal, dass dich innere Unruhe, Nervosität oder Körpersignale auch eine Zeitlang nach den Panikattacken noch begleiten. Gib deinem Nervensystem ausreichend Zeit, diese schlimme Phase zu »vergessen«.

Wie können Angehörige unterstützen?

Angehörigen möchte ich immer wieder sagen: Ich weiß, dass die Begleitung eines Menschen, der unter Panikattacken leidet, sehr herausfordernd sein kann. Kümmere auch du dich um Unterstützung, wenn es dir zu viel wird.

Mir hat in der Zeit meiner Panikattacken am meisten geholfen, wenn jemand für mich da war. Panikattacken bedeuten für die meisten Menschen massive Todesängste. Und glaub mir: Dabei möchte niemand allein sein. Also: Sei da, sei präsent, hör zu, nimm in den Arm. Wenn du dieses Buch als Angehöriger gelesen hast, dann kannst du auch die Erklärungen zum Nervensystem hernehmen, um den Menschen zu beruhigen, der gerade Angst hat. Da man während der Angst selbst nicht auf logisches Wissen zugreifen kann, hilft es, wenn jemand im Außen es tut.

Also: Wenn da Panik ist, dann sag, dass du da bist und da bleibst. Dass jetzt gerade das Nervensystem in die Höhe schießt, dass aber nichts passieren kann. Bleib selbst ruhig. Sprich langsam und beruhigend. Nimm Blickkontakt auf. Dein ruhiges Nervensystem hilft dem anderen dabei, selbst ruhiger zu werden.

An dieser Stelle ein großes Dankeschön an dich. Vielleicht weißt du gar nicht, wie wertvoll du für den Menschen an deiner Seite bist, der unter Ängsten leidet. Vielleicht ist es manchmal sehr kräftezehrend. Danke, dass du da bist und da bleibst. Wir schaffen das.

Danke

Danke an meine Schwester, dass du immer da bist. Dieses Buch ist für dich. Jeder sollte eine Schwester wie dich haben. Du bist die Beste.

Danke an Dominik für deine starke Schulter in guten wie in schlechten Zeiten. Du hast an mich geglaubt, als ich es nicht mehr getan habe. Wir schaffen alles. Ich liebe dich.

Danke an Andi für deinen starken Rücken für unsere Familie und dass du immer sofort zur Stelle bist.

Danke an Kimberly und Felix. Wenn ich euch sehe, geht mein Herz auf. Ich liebe euch und ich bin so stolz, eure Tante zu sein.

Danke an Lucky. Du bist das Allerbeste, das durch meine Krise »passiert« ist.

Danke an Weides, Sandra, Patrick und Kids. Ihr fühlt euch an wie Familie. Und das ist verdammt schön.

Danke an Gaby und Mariella für eure ganze Liebe.

Danke an meine Psychotherapeutin. Sie haben mir Halt gegeben, als ich allein nicht mehr stehen konnte.

Danke an mein Team, das im Hintergrund alles geregelt hat, als ich am Schreiben war: Karin, Sophia, Caro, Elina und Melina.

Danke an meine Community. Ihr gebt mir so viel Kraft! Ihr wisst gar nicht, wie sehr. Der Zusammenhalt ist der Wahnsinn und macht mich richtig stolz.

Danke an Stella Christiansen vom Kailash Verlag. Von der ersten Minute an wusste ich, dass wir zusammenarbeiten müssen.

Danke an meine Lektorin Diane Zilliges. Seit ich wusste, dass du an Bord bist, waren alle Bedenken verflogen.

Danke an dich, dass du dieses Buch liest, an dir arbeitest und die Botschaft in die Welt hinausträgst, dass Angst kein Dauerzustand bleiben muss und dass auch Panikattacken verschwinden können. Sie dürfen Gast sein. Aber jetzt ist es für sie Zeit, ihre Koffer zu packen und wieder auszuziehen. Du darfst ihnen die Tür zeigen.

Über die Autorin

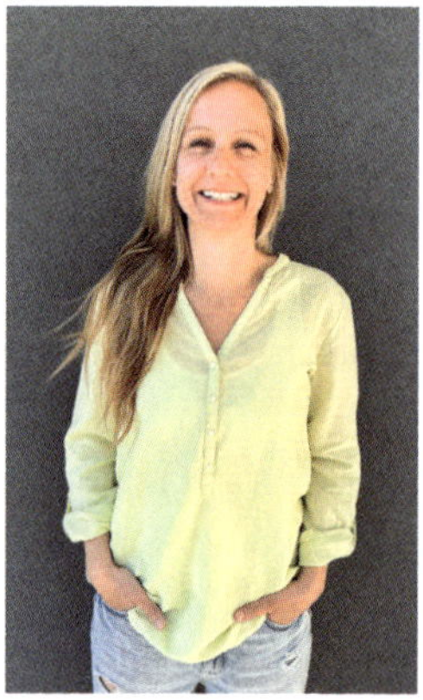

Klara Hanstein ist Klinische Psychologin, Gesundheitspsychologin und Systemische Psychotherapeutin aus Österreich. Zwölf Jahre lang führte sie ihre eigene psychotherapeutische Praxis. Als sie selbst an einer schweren Angststörung mit Panikattacken erkrankte, wurde aus der Therapeutin eine Betroffene – und aus der Krise der Beginn einer neuen Aufgabe.

Ihr erstes Buch *Liebe Angst, halt doch mal die Klappe!*, hat Tausenden Menschen Mut gemacht. Die Autorin verbindet in ihrer Arbeit fundiertes psychologisches Wissen mit großer persönlicher Nähe. Ihre Botschaft: Angst muss nicht das letzte Wort haben.

Du willst weitere Unterstützung?

Schau gern auf Klaras Website www.klarahanstein.com vorbei oder scanne den QR-Code hier im Buch. Dort findest du alle Angebote wie einen Onlinekurs gegen Angst und Panik, den wöchentlichen MUT-Letter und ihren Podcast »Gemischte Gefühle – Dein Mutmacher bei Angst und Panik«. Wenn du in den sozialen Medien unterwegs bist, dann kannst du Teil von Klaras großer Community auf Instagram, Facebook, YouTube und TikTok werden.

www.klarahanstein.com